디스크 관절염 알면 정복된다

연골재생 지침 필독서

박민수 지음

NECH 연구개발센터

책머리에

CHAPTER 01 관절염과 디스크의 근본원인과 치유

CHAPTER 02 신장과 관절과의 관계

CHAPTER 09 치유 요법

참고문헌

에필로그

체크리스트

책머리에

　자연은 어느 것 하나 남을 위해 자신을 내어주지 않는 것이 없다, 하늘의 해와 달과 시냇물도, 심신계곡의 이름 모를 꽃도, 모두 자신을 필요로 하는 자에게 아낌없이 내어주듯 인간의 오장육부 역시 모두 이타심(利他心)의 결정체로 서로 존재하며 상생하여야 건강하게 살 수 있다.

　그러나 우리는 정보와 광고가 만연하는 불신의 시대에 살고 있으며, 하루만 자고 나도 우리 의지와 상관없이 수많은 책이 출판되고 엄청난 양의 정보들이 인터넷과 언론 매체들을 통하여 쏟아져 우리들의 눈과 귀를 현혹하고 있다. 그러므로 사람들은 많은 정보를 소유하고 있기는 하지만, 그 정보의 진실을 판단할 기준을 잃고 오직 자극적이고 폭력적인 정보들만이 검색 대상이 되어 가장 인기 있고 가치가 있는 것처럼 여겨져 대중들의 고정관념에 영향을 미치고 있다.

이러한 시대에 일본 의사 곤도 마코로씨가 발간한 "의사에게 살해당하지 않는 47가지 방법"이란 책이 평소 내 생각을 대변해주어 이 책을 쓰는데 큰 용기를 주었다. 내가 관절과 디스크에 크게 관심을 가진 이유는, 나 자신이 무릎과 허리의 통증으로 고생했기 때문이다. 비교적 건강했던 나는 약대를 졸업하고 약국을 운영하던 중 건설업을 하는 친구 보증을 분별없이 선 탓에, 모든 재산을 잃고 고향을 떠나 타향으로 옮겨 약국을 개업하였다. 그때 나이 40대 초반이니 나이로 보나 직업으로 보나 아플 이유가 없었는데 무릎이 아프기 시작했다. 처음에는 진통소염제를 복용하며 버티다가 파스를 바르고 주사를 맞으며 낫기 위해 갖은 방법을 다 해보았다. 그것뿐 아니고 자정 12시에 자면 허리가 아파 어김없이 새벽 4시에 일어나야 했고, 방바닥에서 양반다리하고 앉아 있을 수 없어 늘 의자에 앉아 생활해야 했으며, 에어컨 바람에 무릎이 시려 한여름에도 무릎 보호대를 착용하며 살았고, 어깨 주위 근육의 통증으로 늘 파스를 발라야 했다. 나는 골병들게 일 한 적이 없고 나이도 젊은데 관절염이 온 원인을 찾지

못하고, 이대로 진행되면 인공관절 수술을 해야 하는 걱정을
하지 않을 수 없었다.

나는 약사로 일하면서 서구의학으로 치료하지 못한 병들
이 너무 많고 죽을 때까지 약을 먹어야 하는 안타까운 현실
이 늘 마음 한구석에 자리 잡고 있었으므로 내가 겪고 있는
증상은 서구의학으로 치료할 수 없다는 절망감으로 다른 방
법이 없을까 고심하다가 한방요법에 의한 자연치유요법을
연구하기 시작했다. 내 생각에 우리들이 앓고 있는 병에는
그걸 해결할 수 있는 치유물질이 이 지구상에 분명히 존재
할 거라 믿었는데, 그 믿음의 근거는 다음과 같다. 말린 해삼
과 약초 2가지를 가루로 만들어 그 가루를 반죽한 밀가루에
살짝 뿌리고 그 반죽을 심한 종기에 하룻밤만 싸매고 있으
면 종기가 흔적도 없이 사라지고 또, 만성적인 편도선염에도
이 가루를 뿌리면 편도선이 다시 발병하지 않고 감쪽같이 완
치되었던 경험을 한 적이 있었기 때문에 지구상에 존재하는
약초들은 그 나름대로 쓰임새가 있어 제대로 사용한다면 우
리들이 겪고 있는 난치병은 자연 치유되리라는 믿음이었다.
그래서 내가 고통 받는 관절염과 디스크도 한방요법으로 치
유방법이 있을 것으로 생각하고 한방요법에 관한 책들을 두

루 섭렵하였다. 그리하여 병은 오장육부와 관계가 있으며 특히 관절과 디스크는 신장과 밀접하게 연관이 있으므로 신장을 회복하면 관절과 디스크는 자연치유 된다는 결론을 얻고 신장이 회복되는 한방 요법을 시행한 뒤 모든 관절염 증상이 깨끗이 자연치유 되었다.

 현재 서구의학의 퇴행성 관절염, 류머티즘성 관절염, 디스크, 고관절염 등의 치료요법은 진통소염제를 복용하고 주사를 맞다 결국에는 수술하고 또다시 재발하면 죽을 때까지 약을 복용해야 하는 악순환을 겪다가 결국 약의 부작용과 합병증으로 쓰러지는 현실은 누구도 부정할 수 없다. 우리들은 매스컴이나 인터넷에서 수많은 의학상식을 보고 들으면서 서구의학의 이론에 익숙해져 있기 때문에 책의 내용이 뜬금없을 것이다.

 그러나 저자의 입장에서 디스크와 관절염을 서구의학적인 관점과 동양 의학적인 관점에서 바라보며 근본 원인과 자연치유법을 밝혔다. 이 책을 읽고 병의 원인을 알고 건강을 회복할 수 있다면 책을 발간하기 위해 긴긴밤을 고생한 보람이 있지 않을까 생각한다.

이번 책에서는 그 동안 만성질환으로 고생하는 많은 분의 상담 횟수 순서에 따라 강직성 척추염, 알레르기 비염, 헛기침이 나오는 역류성 식도염, 여성들의 냉대하와 질염, 이명, 베젯트병, 뇌졸중, 등에 대해서도 근본 원인과 자연치유 원리를 밝혔다. 자연은 망설임 없이 가진 모든 것을 베푸는데도 아무것도 잃지 않는 것은 상대를 배려한 이타심의 결과이며 이는 곧 자연의 법칙인 상생의 법칙이 작용하기 때문이다. 인간의 오장육부 역시 각 장기가 각자의 역할을 원활히 수행하며 서로 상생 관계가 잘 이루어지면 건강하게 살 수 있다.

*참고로 책 내용 중 사례 부분은 독자들의 이해를 돕기 위해 그 동안 환자들이 치유되는 과정에서 겪은 경험한 사실들을 가명과 함께 재구성하였다.

- 저자 박민수 -

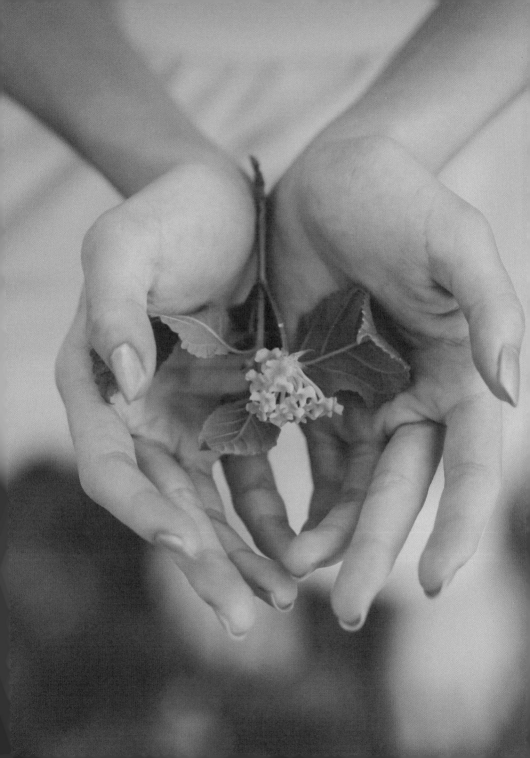

CHAPTER

01

관절염과 디스크의 근본원인과 치유

01   자생력과 자연치유

맛있는 음식을 보면 입에 침이 고이고 무서운 일을 보면 소름이 끼치며 긴장하면 가슴이 두근거리는 이러한 증상들은 우리 몸에 자율신경이 있기 때문이다. 자율신경은 우리 몸이 건강한 상태를 유지하기 위해 실시간으로 적절히 반응하고 있다. 하지만 이러한 자동조절시스템이 극복하지 못할 정도로 신체적, 심리적, 과부하가 걸리면 자율신경 이상 증상이 나타난다. 자율 신경의 이상 증상은 여러 원인이 있지만 그중 가장 큰 원인은 스트레스 때문이다

지속적이고 과도한 스트레스를 받게 되면 자율신경과 호르몬을 주관하는 시상하부가 우리 몸이 비상상태에 처해 있는 것처럼 착각하고 코르티솔과 아드레날린 호르몬을 과잉

분비하여 전체 각 장부를 자극하고 흥분시킨다. 그래서 모든 장부에 혈액공급이 저하되고 각 장부는 기능이 항진되어 열이 발생하며 그로 인해 장부는 염증이 생기게 된다. 염증이 생기면 장부의 기능이 저하되면서 자생력이 떨어져 병이 생긴다.

　우리 몸은 모양과 기능이 다른 수많은 작은 세포로 이루어져 있으며 같은 기능과 모양을 가진 세포들이 모여서 한 조직을 이루고 서로 다른 모양과 기능을 가지고 있는 조직이 모여 장부를 이루어 우리 몸을 구성한다. 따라서 우리 몸은 세포라는 원자의 기본단위로 구성된 생명체라 할 수 있다. 이들 세포는 장부를 건강한 상태로 유지하기 위해 분열하고 증식하여 끊임없이 새로운 세포들을 만들어 낸다. 이러한 과정이 일정한 질서에 따라 이루어지는데 이런 능력을 자생력이라 하고 자생력에 의해 병이 치유되는 것을 자연치유라 한다.

02 우리 몸과 상생의 법칙

인간의 육체는 어떤 오장육부도 자신을 위해 존재하는 장부는 없다. 입은 자신을 위해 씹는 것이 아니라 위장으로 내려보내기 위함이며, 위장은 장으로 내려보내기 위해 움직여 소화하고 장에서 흡수된 영양분은 간으로 보내기 위함이고, 간에서 만들어진 피는 간 문맥을 통해 심장으로 보내기 위함이다. 이렇듯 인간의 오장육부 어느 것 하나 예외 없이 모두 이타심의 결정체로 존재하고 있다. 이것이 서로 도와야 존재할 수 있는 상생의 원리이다. 이러한 상생의 원리가 적용되어,

수생목(水生木) = **신장(방광)**은 간을 돕고
목생화(木生火) = **간(담)**은 **심장**을 도우며
화생토(火生土) = **심장(소장)**은 **비, 위**를 돕고
토생금(土生金) = **위(비장)**은 **대장(폐)**을 도우며
금생수(金生水) = **대장(폐)**은 **신장**을 돕는다는
상생의 법칙이 이루어진다.

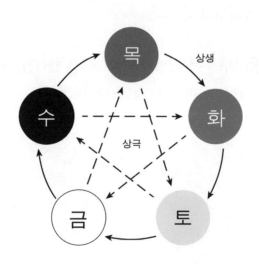

상생의 법칙을 더 상세하게 설명하면 신장의 기능이 약한 사람은 신장의 조혈 기능이 약해 간에 피를 충분히 저장하지 못하여 간기능이 약해지고 간에 피를 충분히 저장하지 못하면 심장으로 피를 충분히 보내지 못하게 된다. 심장에 피가 충분히 공급되지 못하면 심장은 피를 받기 위해 자주 뛰는 심장병이 생긴다. 심장이 약하면 신경성 위염이 되어 속이 쓰리며 소화가 안 되는 위장병이 생긴다. 이렇듯 상생의 원리가 제대로 적용되지 않으면 덩달아 병이 발병하는 원리를 상생의 법칙이라 한다,

참고로 水(수)는 신장(방광), 木(목)은 간(담), 火(화)는 심장(소장), 土(토)는 비(위), 金(금)은 대장(폐)을 뜻한다.

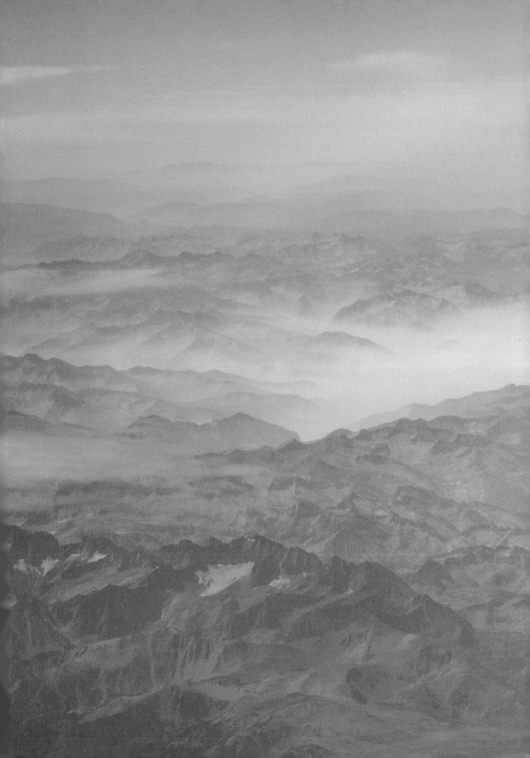

CHAPTER

02

신장과 관절과의 관계

01 신장

1) 신장의 구조

신장의 중심에는 동맥, 정맥, 요관 세 개의 관이 있으며 신장의 얇은 피막 안에 모세혈관이 실타래처럼 덩어리를 이루고 있는 사구체가 양쪽 합하여 200만 개가 있다. 이중 노폐물을 거르는 등의 일을 수행하고 있는 사구체는 6-8% 정도에 불과하기 때문에 신장 한쪽이 없거나 90% 이상 망가져도 생명은 유지된다. 심장에서 신장으로 보내진 혈액은 사구체에서 여과되어 유용한 물질과 노폐물을 가리게 되는데 입자가 적은 찌꺼기와 수분은 빠져나가지만, 영양성분과 혈액속의 적혈구, 백혈구, 등은 빠져나가지 못하게 되어 있다. 혈액을 여과하는 신장의 작업량은 1분에 120mL, 소변은 1.5L 정도이며 소변으로 나가기 전의 원뇨 99%는 재흡수 된다.

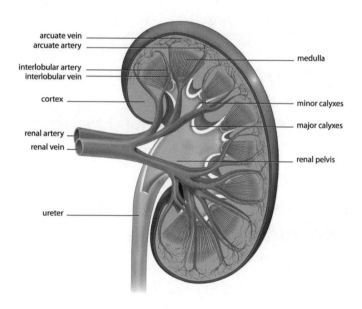

2) 신장의 기능

신장은 콩팥이라 하며 양쪽 옆구리 갈비뼈 바로 밑에 한 개씩 있다. 크기는 자신의 주먹 정도이고 형태는 검붉은 팥과 유사해 순우리말로 "콩팥"이라 부른다.

*콩팥은 신수를 공급하고 신수는 골수, 척수, 치수, 뇌수를 공급한다. 골수는 무릎을, 척수는 척추관절을, 치수는 잇몸을, 뇌수는 뇌를 주관한다. 신장은 비뇨기계통, 생식기 계통, 허리, 고관절, 무릎, 발목, 발가락을 주관한다.
*신장은 조혈 호르몬(EPO)을 분비하여 피를 만들고 골수를 생성하여 정상 혈색소 농도를 유지해준다.
*비타민 D를 활성화시켜 뼈 대사에 중요한 역할을 한다.
*신장은 레닌이라는 호르몬을 분비하여 혈압을 조절한다.
*신장은 정(精)을 간직하고 있으며 정력을 주관한다. 그러므로 신장이 약하면 정력이 약하다.
*신장은 성장발육을 주관한다. 신장은 음식에서 얻은 정기를 받아 성장을 촉진하므로 키가 작으면 잘 먹고 신장을 좋게 하면 키가 큰다.

***신장**은 영양물질의 분해로 생긴 노폐물을 배설하여 체내에 축적되는 것을 방지하는데 하수구가 막히면 찌꺼기가 쌓이듯 신장기능이 약해지면 사람은 습, 열이 쌓여 습은 체중을 늘리고 열은 간, 심장에 영향을 주어 땀으로 나온다.

***신장**은 귀와 연관되어 신장기능이 약하면 이명이나 난청이 쉽게 온다.

3) 자생력이 떨어져 신장기능이 약해지면 나타나는 증상

*소변을 자주 본다.

*소변에 거품이 많다.

*요실금이나 방광염이 자주 생긴다.

*혈뇨나 단백뇨가 있다.

*전립선 비대 증상이 있다.

*티눈이 있다.

*발톱무좀이 있다.

*발에 각질이 심하다.

*발에 만성적인 무좀이 있다.

*발에 땀이 많고 발 냄새가 난다.

*발에 열나고 뜨겁다.

*발바닥이 아픈 족저근막염이 있다.

*통풍이 있다.

*무지외반증이 있다.

*요로결석이 있다.

*무릎에 물이 차고 아프다.

*노폐물이 빠지지 않아 물만 먹어도 살 찌는 과체중이 된다.

*디스크로 고생하고 있다.

*신허요통으로 아침 늦게까지 잠을 자지 못하고 오래 누워 있으면 허리가 아프다.

*고관절염이 있다.

*고혈압이 있다.

*발목이 아프다.

*하지정맥류가 있다.

*정력이 약해진다.

*오후가 되면 양말 태가 날 정도로 붓는다.

*크레아틴 수치가 1.4 이상 나온다.

*빈혈, 무력감, 피부 가려움, 불면, 관절통 등의 증상이 있다.

4) 신장이 관절에 미치는 영향

신장은 허리, 무릎, 고관절, 발목, 발가락에 관여한다. 신장은 조혈 호르몬(EPO)을 분비하여 혈액을 만드는 역할을 하며 골수를 생성, 관절 사이의 연골과 활액막을 공급하는 데 직접적인 역할을 한다. 또한 비타민D를 활성화해줌으로써 뼈 대사에 중요한 역할을 하며, 신장에서 공급되는 신수는 골수, 척수, 치수, 뇌수를 공급한다. 그리하여 신장기능이 약한 사람은 골수, 척수, 치수, 뇌수 공급이 저하되어 골수는 무릎의 퇴행성 관절염을, 척수는 디스크를, 치수는 잇몸병을, 뇌수는 기억력 저하를 일으킨다.

백과사전에 수록된 골수의 역할

첫째: 뼈 내강 조직으로 성인의 경우는 피를 만드는 유일한 장기로 적혈구, 백혈구, 혈소판을 생성한다.

둘째: 골수의 줄기세포는 조골(造骨)세포와 연골(軟骨)세포를 만든다. 이러한 과정을 볼 때 신장기능을 회복시키면 골수가 채워지고 연골이 재생되어 관절이 자연치유 되므로 신장은 관절에 지대한 영향을 준다.

27

5) 신장질환

신장 질환 중 가장 많은 것은 신장염과 만성신부전이다. 만성신부전은 신장기능의 80-90% 정도가 손상되었을 때이며 이때는 신장 사구체를 이루는 모세혈관에 이상이 생겨 혈액 속의 단백질이 신장으로 빠져나가 몸 안의 단백질이 소실되어 저알부민혈증이 발생하여 몸이 붓고, 경련, 정신쇠약, 빈혈, 가려움증 등의 증상이 나타난다.

심장에서 신장으로 보내진 혈액은 신장 피막 안의 사구체에서 유용한 성분과 노폐물을 분류하는데 찢어진 그물 사이로 고기가 빠져나가듯이 사구체가 손상되면 단백질이나 적혈구, 백혈구, 등이 빠져나와 소변으로 검출되고 사구체와 세뇨관의 기능이 체내 향상성이 유지될 수 없을 만큼 상실되었을 때 이를 만성신부전이라 한다. 항상성이란 어떠한 환경의 변화에도 체내의 구성성분과 온도를 한결같은 상태로 유지하려는 조절기능이다.

만성 신부전증이란 평소의 신장기능보다 절반 이상으로 감소하고 혈액을 검사하여 신장기능이 10% 정도만 남고 크레아틴 수치가 1.5mg/dl 이상 되었을 때를 말하며 신부전이 생기면 요독증으로 인한 각종 합병증이 심해지므로 이때는 투석이나 신장이식을 받아야 한다.

사구체는 일종의 소변 공장이다. 신장으로 흘러 들어간 혈액은 사구체를 통과하면서 노폐물 등이 여과되어 소변이 된다. 사구체는 약 200만 개나 되므로 절반 이상이 없어져도 소변을 만드는 데 큰 지장이 없다. 그러나 염증 등으로 지나치게 많은 사구체가 파괴되면 몸속 독소가 배출되지 못하고 쌓여 결국 생명을 잃게 된다.

만성신부전은 신장에서 1분당 여과되는 혈액의 양에 따라 1~5기로 나눠진다. 1분당 90mL 이상의 혈액을 여과해내면 1기, 60-89mL는 2기, 30-59mL는 3기, 15-29mL는 4기, 15mL 미만이면 투석이 필요한 5기에 해당한다.

크레아틴 수치가 2.0mg/dl 이상 올라가도 자각증상을 못 느끼는 사람도 있다. 이수치는 신부전 3기에 해당하는 높은 수치이다. 이 상태에서 악화하는 것을 막지 못해 수치가 조금만 더 올라가면 혈관의 파괴 속도에 가속도가 붙게 된다.

그래서 고혈압이나 당뇨가 있는 환자들은 크레아틴 수치가 2.0mg/dl에서 멈추도록 해주어야 하고 당뇨나 고혈압이 없는 신장병 환자 등은 3.0mg/dl에서 멈추도록 해주어야지,

그렇지 않으면 투석을 준비해야 하는데 서구의학으로는 신장을 치유할 약이 없기 때문에 결국은 투석을 하게 된다. 크레아틴 수치가 정상 범위 내에 있다 할지라도 소변이 탁하고 거품이 계속 나오며 암모니아 냄새가 난다면 이때를 놓치지 말고 신장을 치유해야 한다.

신장병에 있어서 알아야 할 검사 수치
크레아틴 정상수치: 0.7-1.4mg/dl
요소질소 정상수치: 10/dl
단백뇨 정상수치: 120~150mg/l
칼륨 정상수치: 3.5-5.5m mol/l
요산 정상수치: 3/dl
헤모글로빈 정상수치; 13.0-17.0g/dl

6) 만성신부전증의 원인

만성신부전의 중요한 원인은 당뇨병과 고혈압이다. 신부전 환자의 70% 이상이 두 질환에 의한 것이다. 특히 당뇨병이 무서운 가장 중요한 이유는 인체의 모세혈관들을 막아 버리기 때문이다. 당뇨 환자의 피 속에 있을 필요 이상의 당(糖)성 분은 혈액 내 단백질 성분과 결합해서 "당화 단백"을 형성하여 이것이 혈관의 콜라겐과 들러붙으면 혈관이 딱딱하게 경화(硬化)된다. 딱딱하게 경화된 혈관이 눈에 생기면 당뇨망막병증, 발에 생기면 당뇨발, 신장에 생기면 당뇨성 신장병이 된다. 일반적으로 당뇨병 발병 10~15년이 지나면 30~40%의 환자에게 신장병이 생긴다. 그로부터 5-10년이 지나면 대부분 만성신부전이 된다.

신부전을 일으키는 또 다른 원인은 고혈압이다. 고혈압은 그 자체로 신장 질환을 유발할 수 있으며 역으로 급, 만성 사구체신염 등의 신장 질환에 의해 고혈압이 유발되기도 한다. 그 밖에 요로결석이나 전립선 비대로 인한 요로폐쇄, 급성 간질성신염, 다낭성 신질환 등이 신부전을 일으킬 수 있다.

7) 투석이나 이식으로 가는 속도를 최대한 늦출수록 수명은 연장된다.

만성신부전의 가장 큰 문제는 이 병이 계속 진행하여 말기 신부전이 되어서 투석이나 이식을 하지 않으면 살 수 없게 된다는 것이다. 따라서 이 병을 적극적으로 투석이나 이식으로 가는 진행 속도를 적극적으로 막아야 한다. 그러나 애석하게도 서구의학으로서는 만성신부전의 악화되어가는 진행을 완전히 억제하거나 기능을 다시 원상회복시키는 기술이 개발되지 못한 상태이기 때문에 투석이나 이식으로 가는 속도를 최대한으로 늦출 수 있다면 본인의 수명을 늦출 수 있기 때문에 최선을 다해야한다.

사례: 당뇨약 장기복용으로 인한 신장질환

(김정숙 여인; 강원도 원주시 무실동)
나는 나이 58세로서 비교적 젊은 나이인 30대 초반부터 20여 년 동안 하루도 빠짐없이 당뇨약을 먹으며 당뇨 수치를 조절하여 왔는데 왠지 2년 전부터 몸이 붓고 힘이 없으며, 어지러워 검사해보니 크레아틴 수치가 7.7mg/dl로 신부전이 되었다며 투석을 준비하여야 한다고 했습니다. 작년까지만 해도 이상 없다고 했는데 투석을 하라고 하니 내심으로 충격을 받았습니다. 그러나 투석을 하는 과정들이 너무 무섭고 겁나 어떠한 방법을 써서라도 최대한 미루고 싶어 투석환자들이 지키고 있는 식이요법을 철저히 지키며 한방요법을 10개월 시행한 결과 소변에서 거품이 나오고 요실금과 붓는 증상이 호전되었으며 크레아틴 수치도 더 이상 올라가지 않고 있으나 언제 심해질지 몰라 계속 조심하고 있습니다.

동양 의학적 자연치유

정상인의 크레아틴 수치는 0.5-1.3mg/dl 정도이며, 2.0mg/dl을 초과하면 신부전으로 간주한다. 그러나 신장은 90%까지 망가져도 모르고 지내는 수가 많다. 왜냐면 일반 검사로는 나타나지 않고 90% 이상 망가져 투석전 단계에 이르러서야 검사로 나타난다. 만일 투석을 시작하면 어떤 약도 먹을 수 없고 치료도 시도할 수 없기 때문에 신장이 더 악화되지 않도록 어떠한 방법을 해보아야 한다. 김 여인은 다행히 한방요법을 사용하여 신장이 더 악화되지 않았다.

02   퇴행성 관절염

1) 퇴행성 관절염이란

퇴행성 관절염이 발생하는 부위는 관절의 연골 부위이다. 우리 몸은 200개 이상의 관절로 이루어져 있으며 관절과 관절 사이에는 연골로 채워져 있어 관절이 부드럽게 움직일 수 있다, 연골은 기계로 말하자면 톱니바퀴 속의 윤활유처럼 양쪽의 쇠가 닿지 않도록 완충 작용을 한다.

아무리 견고한 쇠라도 기름이나 윤활유를 넣어주지 않으면 양쪽의 쇠가 닿아 거친 소리를 내며 결국엔 기계가 돌아가지 않듯 신체의 관절도 윤활유 역할을 하는 연골이 닳아지면 삐걱삐걱 소리를 내고 통증이 발생한다. 퇴행성이란 어떤 원인

으로 조직의 기능이 감퇴하였다는 뜻인데 퇴행성 관절염은
연골이 마모되어 관절이 제 기능을 발휘할 수 없는 상태를
말한다. 퇴행성 관절이 되어 연골이 닳으면 무릎 관절뼈가
서로 부딪쳐 삐걱삐걱 소리가 나고 통증이 생기며 무릎이 시
리고 몸을 지탱하는 힘이 부족해진다. 즉, 무릎이나 발목, 허
리를 사용하는 농부나 장시간 서서 일을 하는 사람들에게서
나타나는 만성 통증은 직업상 많이 사용하는 관절의 연골이
다른 부위보다 빨리 닳아져서 오는 경우이다.

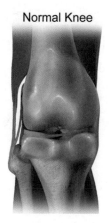
Normal Knee

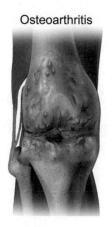
Osteoarthritis

2) 연골은 재생된다

서구의학에서는 한번 닳아진 활액막과 연골은 재생이 되지 않는다며 진통제를 복용하고 주사를 맞다 결국에는 인공관절 수술을 하라고 한다. 그러나 머리털과 손톱, 발톱이 자라듯 연골과 활액막은 재생된다. 만일 재생이 안 된다면 소아 때 형성된 연골과 활액막이 성장하면서 뛰놀며 운동하고 일하면, 닳아져서 20세 성인이 되기 전 모든 인류가 관절염 환자가 될 것이다. 활액막과 연골의 재생이 더디게 되는 것은 자신의 장부, 특히 신장에 문제가 있기 때문이다.

연골과 활액막은 연골 가까이에 있는 작은 구멍을 통해서 영양소와 수분을 서서히 공급받는다. 뼈는 혈액순환을 통해서 재생이 잘 되는데 만일 신장기능이 약해 혈액공급이 더디되거나, 관절의 끊임없는 운동이 부족하고 연골과 활액막의 재생에 필요한 영양공급이 부족하면 퇴행성 관절염이 빨리 온다.

우리 몸의 모든 세포와 조직은 산소와 영양공급이 차단되면, 죽을 수밖에 없기 때문에 살아남기 위한 자구책으로 새로운 혈관을 만들고 그 혈관을 통하여 영양분과 산소를 공급받는다. 그러나 비정상적인 혈관은 하나같이 정상조직을 침범하여 파괴한다. 초기에는 연골이 탄력을 잃어 물렁물렁해지고 더 진행되면 연골표면이 갈라지고 닳아져 너덜너덜해지며 말기에는 연골 부분이 파여서 연골 아래의 뼈가 드러나게 된다. 이러한 퇴행성 관절염을 근본적으로 치료할 수 있는 양약은 없다. 뼈는 혈관이 있고 혈액순환이 잘 되는 조직이어서 재생이 되지만 연골에는 혈관이 없기 때문에 재생이 안 된다고 서구의학은 말하고 있다. 하지만 디스크는 연골종판이라는 부분에서 혈액순환이 잘되고 신진대사가 활발하면 영양분과 산소를 공급받아 재생된다.

신장은 조혈 호르몬(EPO)을 분비하여 혈액을 만드는 역할을 하고, 골수를 생성하여 관절 사이의 연골과 활액막을 공급하는데 직접적인 역할을 하므로 신장의 기능을 회복하면 연골이 재생된다. 또한, 비타민D를 활성화해줌으로써 뼈 대사에 중요한 역할을 한다.

백과사전에 수록된 골수의 역할

첫째; 뼈 내강 조직으로 성인의 경우는 피를 만드는 유일한 장기로 적혈구, 백혈구, 혈소판을 생성한다.

둘째; 골수의 줄기세포는 조골(造骨)세포와 연골(軟骨)세포를 만든다.

위의 내용을 정리하면 신장기능을 회복시키면 골수가 채워지고 연골이 재생된다.

"아침보다 저녁에 키가 조금 줄어드는 이유는 활동하는 낮동안 디스크가 눌려서 속의 수분이 빠져나가기 때문이다. 그러다가 운동을 하거나 잠을 자면 디스크가 다시 영양분과 수분을 공급받아 재생되어 탄력을 유지하므로 디스크도 무릎관절의 연골과 마찬가지로 재생된다.

또한, 어깨관절, 고관절 사이에 있는 연골에는 혈관이 없는데 수축과 이완을 하는 운동을 하면 연골 종판 이라고 하는 작은 구멍을 통해서 흐르는 수분과 함께 영양소가 흡수되어 재생된다.

3) 진통소염제의 부작용

우리 몸에 이상이 생겼거나 뼈끼리 부딪쳐 충격을 받았을 때 통증을 통해 뇌에 전달된다. 통증은 프로스타글란딘이란 물질이 혈관을 확장할 때 나타나는 현상이다. 프로스타글란딘은 체내 혈류를 원활하게 하기 위해 혈관을 확장하는데 그 과정에서 통증이 나타난다. 진통제는 이 프로스타글란딘의 생성을 억제한다. 프로스타글란딘이 줄면 지각신경이 마비되어 통증이 누그러지기는 하지만 혈류장애가 온다.

만일 약 복용을 중단하면 인체는 다시 회복하기 위해 프로스타글란딘을 동원하기 때문에 다시 통증이 시작되고 진통제를 먹어야 하는 악순환이 반복된다. 진통제를 복용하여 혈류장애가 오면 전신의 세포에서 활력을 빼앗고 세포에 피가 공급되지 않으므로 갖가지 병이 온다.

4) 진통해열제의 설명서에 다음과 같은 부작용 경고문이 있다

(1) 쇼크: 아나필락시양 증상(냉감, 호흡곤란, 혈압저하)이 나타날 수 있다.

(2) 소화기계: 출혈성 장염. 괴사성 장염. 구역. 구토. 구내염. 식욕부진. 소화관출혈. 장폐색. 췌장염 등

(3) 호흡기계: 간질성 폐렴. 폐섬유종.

(4) 정신신경계: 두통. 졸음. 시야 흐림. 실어증. 마비. 경련. 혼수. 치매.

(5) 생식기계: 무정자증. 난소기능부전. 월경 부전. 불임. 유산. 태아 기형. 난자생성. 정자 발생 결손.

(6) 혈액계:; 용혈성(적혈구파괴)빈혈. 혈소판 감소(출혈시간 연장), 혈소판 기능 저하. 메트헤모글로빈혈증.

(7) 간: 간 장애. 황달. 지방간. 간 조직 괴사. 전격성 간염. 간부전. 간 조직 섬유화. 간 병변.

(8) 신장: 신부전. 방광염. 혈뇨. 크레아틴 수치 상승.

(9) 과민반응: 의식장애. 혈압강하. 빈맥. 마비감. 재채기. 호흡곤란. 흉부불쾌감. 발한 등의 증상

(10) 피부: 스티븐존슨 증후군, 발열. 발진. 두드러기. 가려움. 홍반성 피진. 홍반. 색소침착. 피하 반상출혈.

(11) 뼈: 골다공증이 나타날 수 있다.

(12) 기타: 장기투여 시 만성 간 괴사, 급성췌장(이자)염, 신장(콩팥) 독성, 만성간염.

5) 진통해열제 부작용 중 피의 용혈(파혈)작용은 골수가 마르고 연골재생을 방해한다

심장에 스탠드 삽입 수술 후 또는 가벼운 뇌졸중으로 쓰러진 후에 혈전약과 아스피린 100mg장용정을 처방받는다. 이는 피의 작은 덩어리가 심장이나 뇌로 들어가는 혈관을 막아 심근경색이나 뇌경색이 될까 봐 아스피린100mg 장용정을 복용하는 이유다. 그러나 아스피린 100mg 장용정은 피를 맑게 하거나 혈액순환제가 아니며 진통소염제의 수많은 부작용 중 피를 용혈 시키는 작용을 이용하기 위함이다.

그런데 인체의 심장에는 생명력 있는 피가 공급되어야 함에도 불구하고 진통제를 복용하여 파열된 피가 공급되면 심장은 생명력 있는 피를 받기위해 더 자주 뛰게 되어 허혈성 심장이 되는데 이는 심장은 각 조직으로 좋은 피를 보내지 못하면 괴사되고 저리고 마비가 오기 때문이다. 신장은 조혈 호르몬(EPO)을 분비하여 혈액을 만드는 역할을 하며 골수를 생성 관절 사이의 연골과 활액막을 공급하는데 직접적인 역할을 하는데 진통제는 신장에 문제를 일으켜 연골생성을 방해하여 관절염에 악영향을 끼친다. 또한 간에는 생명력 있는 피가 저장되어야 함에도 불구하고 진통제로 인하여 파열된 피가 저장되면 간 조직이 괴사되어 간 열이 발생하여 나타나는 갖가지 증상이 나타난다.

또, 위의 점막에 자극을 주어 위염, 위궤양, 소화불량, 식욕부진 등을 일으켜, 우리 몸은 먹어야 피가 되고 살이 되는 작용을 방해하여 피가 부족하면 골수가 적어져 연골이 재생되는 작용을 진통 해열제는 방해하게 된다.

아스피린 100mg은 해열진통제로 사용해왔던 아스피린 500mg을 1/5로 나누어놓은 진통제일 뿐이다. 아스피린 100mg이 이러한 파열작용을 한다면 관절염으로 복용하는 진통제는 아스피린 100mg 보다 훨씬 강할 텐데 진통제를 장기간 복용하는 분들의 장부는 어떻게 될지 불문가지(不問可知)이다.

03 퇴행성관절염이 생기는 원인

1) 첫 번째, 유산과 출산 후 조리를 충분히 하지 못하여 피 부족이 오면 퇴행성관절염이 온다

옛날에 어머니들은 자식을 낳으면 "내 핏덩이"라고 하였는데 그렇게 부르는 까닭은 임신하면 태아는 임산부의 자궁 속에서 피를 통해 영양분과 산소를 공급받고 자라기 때문에 출산하면 임산부의 피가 나오는 것과 같다. 그러므로 여자들이 아이를 낳고 피를 흘리게 되면 온몸의 뼈와 근육이 크게 약해진다. 아이를 낳기 전에는 가볍게 들어 올릴 수 있었던 물건도 출산 후에는 뼈와 근육이 약해져서 잘 들어 올리지 못하게 되거나 무리하게 들어 올리면 인대가 늘어나 근육 통증을 심하게 느끼게 된다. 이러한 증상은 여자가 출산으로 인해 몸속의 피를 잃어버려 골수가 부족해지면 연골이 약해져 관절에 문제가 생기는 것을 증명하여 준다. 이러한 현상을 볼 때 살면서 다양한 출혈로 인하여 피가 부족하면 골수가 부족해져 관절염이 온다는 사실을 입증하는 셈이다.

사례: 유산으로 인한 퇴행성관절염

(유인숙 여인; 경기도 성남시 수정구 산성동)

내가 혼수상태에 깨어나 정신을 차렸을 때는 부족한 피를 공급받기 위해 팔뚝에 주삿바늘이 꽂혀 있었고 옆구리에는 소변을 빼내는 카테터가 달린 처참한 상태였습니다. 나는 비교적 젊은 나이에 지금의 남편을 알게 되어 결혼을 전제로 사귀게 되었는데 젊은 나이이다 보니 감정에 따라 실수하여 원치 않는 임신을 하게 되어 인공유산을 한 적이 있었는데 예후(豫後)가 좋지 않아 피가 부족하고 소변이 나오지 않아 병원 침대에 누워 치료받고 있는 나의 모습을 보면서 가슴이 아린 적이 있었습니다. 그러한 수술을 하고 충분히 쉬지 못하고 출근할 수밖에 없는 피치 못할 사정이 있었기는 하지만 지금 생각해보면 나 스스로 자기 무덤을 판 격이었습니다. 여자의 일생은 기다림의 연속이라고 한 것처럼 오랜 기다림 속에 남편과 결혼하여 아들, 딸 둘을 낳아 친정어머니에게 맡기고 40대 중반까지 직장에 다녔습니다. 나는 살아온 세월의 두께만큼이나 심정도 무디어졌는지 반복되는 일상생활에 대해 권태와 짜증이 나고 건강에 적신호가 왔습니다.

직장 일을 마친 후에는 몸이 무겁고 부으며 얼굴로 땀이 비 오듯 나오고 무릎이 아파 집에서는 아무것도 할 수 없었습니다. 아직은 직장생활을 더 해야 된다고 생각한 나는 부랴부랴 검사해보니 몸이 붓고 땀이 나오는 증상에는 아무런 이상이 없다 하고, 무릎은 퇴행성관절염이라며 약을 처방해주어 먹어보았으나 약을 먹을 때만 아프지 않았고 다음 날 무릎의 통증이 더 심하고 몸이 더 부어 살찐 것 같아 애만 태우다 지인의 소개로 한방요법을 시행한 결과 노폐물이 소변으로 나가니 붓는 증상이 호전되어 살이 빠졌고 얼굴에서 비 오듯 쏟아지는 땀이 흐르지 않았으며 계단을 오르내리기 힘들었던 무릎의 통증도 좋아져 생활하는 데 불편 없이 힘들었던 몸이 자연치유 되었습니다.

동양 의학적 자연치유

여성들이 인공유산을 시행하는 만큼 피를 흘리는 거와 같고 또, 전신마취를 할 경우 신장도 함께 마취되므로 신장의 기능이 저하되어 몸이 붓는다. 하여 유인숙 여인도 수혈까지 할 정도로 많은 피를 잃었고 소변이 빠지지 않을 정도로 신장기능이 약해진 상태에 쉬지 못하고 바로 출근한 전력이 있어 피 부족과 골수 부족으로 연골과 활액막이 나이에 맞지 않게 빨리 닳아져 퇴행성 관절염이 온 사례다. 우리 몸에 피를 생성하는 장부는 신장이며 또한 먹어야 피가 되고 살이 된다는 말처럼 비, 위 다. 하여 신장 기능을 회복하는 한방 요법과 연골, 활액막, 근육, 인대 등의 재생에 필요한 성분이 들어있는 식이 영양요법을 병행하여 시행하고 몸에 알맞은 운동과 더불어 신장이 더 망가지지 않도록 식이요법을 시행하여 유 여인은 자연 치유되었다.

2) 두 번째, 근심과 걱정으로 인한 스트레스는 피를 마르게 하고 골수와 연골이 닳아져 퇴행성관절염이 생긴다

사람이 스트레스를 받으면 몸속에 피가 마르게 된다. "마음의 즐거움은 양약이라도 심령의 근심은 뼈를 마르게 하느니라"는 성구(聖句)처럼 마음의 근심은 스트레스를 받았을 때 발생하게 되며 이 근심으로 인하여 사람의 몸은 생기(生氣)를 잃는다.

흔히 '피 말리는 순간이었다"라는 말은 긴박하고 신경 쓰는 일이 많았음을 나타낼 뿐 아니라 생리적으로 정말 피를 말리는 현상을 의미한다.

사업을 하면 당연히 자금문제 등 신경 쓸 일이 많은데 이로 인해 너무 시달리고 극심한 스트레스를 받아 부도나면 머리카락이 빠지고, 허리나 무릎에 통증이 오는 사례들이 많은데 이는 스트레스로 피가 마르고 피가 마르면 골수가 마르며 활액막과 연골의 생성이 더디 되기 때문이다.

육체적으로는 힘들지 않을지라도 말 못 할 고민을 안고 혼자 속으로 끙끙 앓고 참다 보면 그것이 스트레스가 되어 관절염의 원인이 된다. 스트레스는 시댁 식구들과의 갈등, 사업실패, 경제적인 문제, 자녀와의 갈등, 자신의 오랜 지병(持病), 배우자와의 갈등, 인간관계에서 오는 복잡 미묘한 문제, 법적 소송이나 재판 등등 수많은 상황에서 현실과 이상이 충돌하면서 발생한다. 스트레스라 하면 흔히 여성에게서 많은 것으로 알려져 왔지만, 요즘은 감원이나 명예퇴직으로 직장이 불안하거나 노후가 걱정되는 남성들도 스트레스로 고통을 겪고 있다. 스트레스는 교감신경을 긴장시켜 강력한 독성을 지닌 활성산소가 증가하면 항산화 기능이 떨어져 세포와 조직을 파괴하고 열이 발생하여 피가 마르며 혈액으로부터 지속적으로 영양분을 받아야 하는 근육과 뼈가 약해지고 또, 혈액으로부터 만들어지는 관절강 속의 활액(滑液) 분비도 크게 줄어들어 관절이 뻣뻣해지면서 통증을 수반하게 된다. 스트레스는 관절염뿐만 아니라 만병의 근원이므로 본인 스스로 스트레스가 쌓이지 않으려는 긍정적이고 희망찬 삶의 자세가 요구된다.

사례: 스트레스로 인한 퇴행성 관절염

(기길성; 경기도 안산시 단원구 고잔동)

나는 54세로 기계 설비를 주로 생산하는 중소기업 사장입니다. 나는 기계설비 주문을 받으면 몸을 사리지 않고 꼭두새벽부터 저녁 늦은 시간까지 한눈팔지 않고 열심히 일한 덕분에 회사가 어느 정도 만족스럽게 자리를 잡아가고 있었는데 정작 나의 육체의 이상 신호로 무릎의 통증 때문에 만족스럽지 못한 삶을 살고 있었습니다.

나의 육체의 이상신호로 평소 젊은 나이인데도 전립선 비대증이 있었고 언제 생겼는지 오래전부터 발톱무좀이 있었으며 앉았다, 일어서거나 무릎을 움직이면 뚝뚝 소리가 나고 에어컨 찬바람에는 무릎이 시리어 무릎 보호대를 찰 정도였습니다. 처음 회사를 설립할 때 어려운 환경 때문에 여러 가지로 미비한 점이 많았는데 특히 자금 문제로 손을 벌리지 않는 곳이 없을 정도로 골머리를 앓았고 특히 결제할 날짜가 도래(到來)하면 식사를 거를 정도로 피 말리는 시간을 많이 보냈습니다. 그러한 시간을 보내며 거래처 사장들과 모임이 잦다 보니 술을 가까이하고 건강을 챙길 여유가 없었습니다. 그래서 그런지 무릎의 통증이 너무 심해 활동하기 힘들어 검사해보니 퇴행성관절염이라며 우선 약을 먹다가 더 심해지면 인공관절 수술을 하라는 권고를 받았습니다.

그러나 나는 골병들게 일한 적도 없고 심한 노동을 한 것도 아닌데 젊은 나이에 벌써 무릎에 퇴행성관절염이 온 이유를 이해하지 못하였고 이대로 진행되면 인공관절 수술을 하여야 한다고 하여 다른 방법을 찾다가 한방요법을 6개월 시행한 결과 에어컨 바람에도 무릎이 시리지 않았으며 무릎을 구부릴 때마다 나던 소리도 신기하게 나지 않았고 활동의 제약을 받았던 무릎의 통증도 완전히 좋아져 생활하는 데 전혀 지장이 없도록 자연치유 되었습니다.

동양 의학적 자연치유

퇴행성관절염이란 무릎 관절 사이의 연골이 퇴행되어 닳아진 결과로 뼈와 뼈가 서로 맞닿아 통증이 오는 증상을 뜻한다. 대개 오래 서 있는 직업군으로 농부나 어부 그리고 오래 무릎을 구부리고 앉아서 일하는 직업을 가진 사람들에게 자주 나타나는 증상이다. 그러나 아직 나이도 젊고 심한 노동도 하지 않는 기길성 사장에게 나타난 무릎의 퇴행성관절염 현상은 스트레스로 인한 골수 부족이다.

옛날부터 심한 스트레스를 받으면 "열 받는다"라고 하였다. 예를 들어 합격 발표를 기다릴 때, 일의 마감 시간은 다가오는데 일의 결과를 못 내거나 등등 '피 말리는 순간'들이라고 하는데 그러한 용어가 있는 것으로 볼 때 피 말리는 순간들이 많다 보면 피가 말라 피 부족이 오고, 이는 곧 골수 부족으로 인한 연골생성이 더디 되어 퇴행성관절염이 된다.

기 사장 역시 발톱무좀과 전립선비대증이 있는 것으로 보아 신장기능이 약한 상태에 피 말리는 순간들을 보내다 보니 골수가 부족하여 연골과 활액막의 재생이 더디 되어 관절염이 빨리 온 케이스다. 신장은 골수를 제공하는 장부이므로 신장을 회복하는 한방요법과 연골과 활액막의 재생에 필요한 성분이 함유된 영양요법을 병행하여 자연 치유되었다.

3) 세 번째, 골병 들 정도로 육체노동을 많이 하거나, 지나친 운동, 무리한 성생할(性生活)등은 연골이 빨리 닳아지게 하여 관절염이 생긴다

"골병(骨病)들었다"라는 뜻은 연골이 닳아질 만큼 날마다 녹초가 되도록 일을 해 골수가 마를 정도가 되었다는 뜻이다. 관절과 관절사이에는 활액막과 연골이 들어있어 서로 부딪히지 않도록 완충작용을 하는데 미처 재생되기 전에 관절을 반복적으로 무리하게 쓰면 점점 활액막과 연골이 닳아져 퇴행성관절염이 된다.

운동 중독증 때문에 피곤해도 하루에 몇 시간씩 운동하며, 운동하지 않으면 불안하여 무릎이나 허리에 파스를 붙이거나 진통제를 복용하면서까지 운동을 하는 사람들 즉, 활액막과 연골이 채워지기도 전에 연골이 닳도록 운동을 심하게 하는 사람들이 퇴행성관절염에 걸릴 확률이 높다.

또 무리한 성생활(性生活)로 인하여 무릎과 허리에 통증이 온다. 남성들의 정액은 성분분석을 하였을 때 검사에는 미미한 것이라고 밝히지만 그것은 잘못된 상식이다.

정액(精液)이란 순수한 진액으로 된 액체란 뜻이며 소량의

52

정액을 만들려면 많은 양의 피가 필요하다. 왜냐면 피를 정제하여 정액이 만들어지기 때문이다. 잘못된 성 지식으로 인하여 잦은 성 생활이 건강에 좋다는 이유로 정액을 자주 배출하면 내 몸에서 피를 많이 흘리는 거와 같다. 피를 많이 흘리면 골수가 부족하게 되고 이는 활액막과 연골의 생성이 더디 되어 무릎과 허리에 통증이 온다. 특히 당뇨가 오래되어 신장기능이 약해진 사람이나, 수술하여 피를 많이 흘린 사람이 발기 부전약을 복용하면서까지 성생활을 하는 것은 병든 말에 채찍질하는 것과 같다.

서양의학이나 언론에서는 성생활을 많이 할수록 건강에 좋다는 이론을 전개하여 나이별로 횟수를 발표하면서 남성들의 말초신경을 자극하고 있으나 과도한 성생활(性生活)은 골병든 것과 같고 관절에 지대한 영향을 준다는 사실을 유념해야 한다.

사례 1: 과도한 육체노동으로 인한 퇴행성 관절염

(박창연;전북 고창군 해리면)

전북 고창군 해리면에서 장남으로 태어난 나는 일찍 고향을 떠나 서울에서 농산물을 취급하는 장사를 하며 지금까지 살아왔습니다. 그러나 갑자기 아버님이 돌아가신 바람에 남겨진 문전옥답(門前沃畓)들을 물려받게 되어 서울생활을 청산하고 귀촌하게 되었습니다. 물려받은 땅이 많아 논은 남에게 맡기고 밭에는 특수작물을 재배하기로 마음먹고 그 일에 식음을 전폐 하다시피 매달렸으며 인건비와 판로, 품종들을 꼼꼼히 따지면서 고향땅에 맞는 품종을 고르기 위해 전국 농촌을 돌아 다니면서 선택한 결과 복분자로 정했습니다. 농촌생활이란 아침에 눈을 뜨면서부터 직접 몸으로 부딪쳐야 하는 일들이라 일이 몸에 배지 않는 나에겐 너무 버거웠으며 더구나 남들이 선택하지 않는 길을 가려다 보니 신경이 많이 쓰였고 또, 성공이 보장되지 않았기 때문에 혼자 스스로 뛸 수밖에 없었습니다. 그렇다고 사람을 쓰자니 인건비가 무서워 아내와 함께 죽기 살기로 매달렸는데 처음 몇 해는 경험이 없어 실패를 연속하고 귀농할 때 가져온 자금이 바닥날 즈음 특용작물이 대박을 쳤습니다. 남자 정력에 좋다는 방송과 함께 술을 만드는 재료로 선정되어 출하하는 동시에 잘 팔리게 되어 어느 정도 한숨을 돌리나 싶었는데 이제는 무릎과 허리, 어깨가 속을 썩였습니다.

무릎과 허리가 아프고 어깨, 손가락까지 아프지 않는 곳이 없을 정도로 통증이 심해 진통제로 버티다 혹, 류마티스 관절염이 아닌지 검사해보니 류마티스 관절염은 아니고 퇴행성관절염이라며 약을 처방해주어 약을 복용하여보니 약을 먹은 후 몇 시간동안만 아프지 않고 시간이 흐르면 통증이 다시 시작되고 또 속이 쓰리고 체중이 줄어 이러한 방법으론 해결이 안 될 것 같은 생각이 들어 고민하다 한방요법을 시행하였습니다. 8개월 후 저는 첫째 위가 좋아져 식사를 제대로 하니 살이 쪄서 보기에도 좋았고 두 번째 손가락부터 발가락까지 아팠던 모든 관절의 통증이 좋아져 진통제를 복용하지 않고서도 일을 할 수 있을 만큼 자연치유 되었습니다.

동양 의학적 자연치유

옛말에 "골병들었다"라는 말이 있다. 골병(骨病)이란 뼈에 병이 들었다는 말이고 해석하자면 연골이 다 닳아지도록 고생했다는 뜻이다. 박창연 씨 역시 눈만 뜨면 몸으로 때우는 노동일로 인하여 무릎, 허리, 어깨 등 관절 사이의 연골이 닳아져 퇴행성관절염이 발생하였으므로 몸의 관절 사이 연골과 활액막이 재생되도록 하여야 한다.

신장은 조혈 호르몬을 분비하여 혈액을 생성하고 골수를 채워 연골재생에 결정적인 역할을 하므로 신장을 회복하는 한방요법을 시행하였고 노동시간을 줄였으며 "먹어야 피가 되고 살이 된다"는 말처럼 여러 가지 음식을 섭취하고 고단백질 섭취량을 늘리는 방법을 이용하여 박창연 씨는 자연 치유되었다.

사례 2: 무리한 성생활로 인한 무릎, 허리통증

(장성식 회장; 서울시 송파구 가락동)

서울시 송파구 오륜동에 살면서 중소기업을 운영하는 나는 올해 72세로서 많은 경험과 연륜을 쌓았음에도 불구하고 여색(女色)을 탐하는 미혹을 벗어나지 못하고 몸을 혹사하고 말았습니다.

옛날 말에 여인은 자기를 알아주는 사람을 위해 화장을 하고 남자는 자기를 알아주는 사람을 위해 목숨을 바친다고 하는 말이 있었는데 나는 여자에게 성의 능력을 과시하려는 생각에 사로잡혀 불로초라도 찾아 먹고 성생활을 유지하려 하였기 때문에 내 몸이 점점 사그라져 가는지를 모르고 빠져들었습니다. 그 결과 몸무게가 줄어들고 무릎과 허리가 아파 온갖 것을 다 해보아도 좋아지지 않아 결국은 진통제를 먹게 되니 하루의 통증은 잊을 수 있지만, 몸이 점점 더 여위어가고 위가 나빠져 식사량이 점점 적어지니 기운이 없어 걷기도 힘들었습니다. 좋다는 방법을 다 해보았지만, 회복이 더디고 관절의 통증은 점점 심해지며 몸도 80대 노인처럼 되어 갖은 고생 끝에 한방요법을 시행하였습니다. 8개월 후 진통제를 안 먹게 되니 위가 좋아져 영양을 잘 섭취할 수 있어 기운도 나고 몸이 회복되었으며 무릎과 허리의 통증도 서서히 좋아져 지금은 예전처럼 일할 수 있을 만큼 자연치유 되었습니다.

동양 의학적 자연치유

원래 남자란 처음 여자를 만날 때 화분에 취한 나비처럼 혼이 나가는 법이며 남녀관계는 미묘해서 나이와 신분을 초월하는 무엇이 존재하며 그 관례(慣例)를 누구도 속단할 수 없다. 정과 사랑은 어떠한 재앙도 꺼리지 않으며 모든 욕망 가운데 성욕보다 더한 것은 없고 성욕의 크기는 한계가 없다. 애욕을 가진 사람은 마치 횃불을 들고 손을 거슬러 올라가는 것과 같으며 반드시 손을 태워 화를 입게 된다.

진화 심리학에서는 남자가 능력을 과시하는 건 여성에게 매력적으로 보여 종족을 번식하려는 목적에서 비롯된다. 하여 남자가 돈 권력, 명예를 가지면 예쁜 여자와 바람이 난다. 바람이 난다는 것은 남자의 이중생활을 뜻하는 것이지만 알고 보면 스트레스를 풀기 위한 하나의 방편이다. 남자들은 성공을 위해서 자신을 쥐어짜기 때문에 스트레스를 많이 받고 외로움을 많이 타며 위로를 받고 싶어 한다.

인간이 인간으로부터 위로받는 가장 확실한 방법은 스킨쉽이다. 남자들은 섹스를 하면서 현실에서 탈출하여 잊고 싶어 한다. 남자들이 한번 여색(女色)을 탐하게 되면 마치 칼날에 묻은 꿀을 탐하는 것과 같다. 한번 입에 댈 것도 못되는데 남자들은 그것을 핥다가 혀를 상한다.

신은 인간을 창조할 때 한 여자를 만나 서로 한 몸이 되어 가정을 이루고 천국을 이루게 하였는데 인간에게 주어진 자유의지에 의해 사랑 놀음을 하게 된다. 정력과 정액은 샘물처럼 무한정 나오는 게 아니다. 정액(精液)이란 피를 정제하여 나온 액이므로 정액을 쏟은 것은 피를 잃어버리는 거와 같아 절제하지 못한 성생활(性生活)은 과도한 피를 쏟은 것과 같으므로 피 부족은 골수가 부족하게 되고, 이는 연골과 활액막, 섬유테, 인대, 힘줄, 근육 등이 빨리 퇴행되어 허리와 관절이 아프다. 그러므로 장성식 회장은 과도한 성생활을 정리하였고 피를 채워 골수가 공급되어 연골과 활액막이 재생되도록 신장의 기능과 위, 장의 기능을 회복시키는 한방요법을 시행하여 자연치유 되었다.

4) 네 번째, 신장기능 이상으로 무릎에 물차고 부으며 과체중이 되어 관절염이 생긴다

신장은 배꼽과 서로 대칭되게 허리에 붙어있고 붉은 콩 모양을 하고 있어 콩팥이라고 한다. 왼쪽 신장은 소변으로 노폐물을 걸러내고 오른쪽 신장은 생명을 주관한다고 하여 명문(命門)이라고 한다. 또한, 신장은 배설작용과 재흡수 작용을 주관하는데 신장의 기능이 약해지면 수분과 노폐물의 배설이 원활하지 못해 몸에 습, 열이 쌓이고 물만 먹어도 살이 찌는 체질이 되어 과체중이 되고 관절에 문제가 생긴다.

문제가 생기는 원인은 신장에서 골수를 공급하는 역할이 원활하지 못해 무릎에 활액막과 연골이 채워지지 않기 때문이다. 따라서 무릎에 퇴행성관절염이 오고 연골을 싸고 있는 점막이 파괴되어 신장으로 빠지지 못한 수분과 노폐물이 스며들어 무릎이 붓게 된다.

신장이 나빠지는 원인

*선천적으로 신장의 기능이 약하게 태어났을 때
*15년 이상 당뇨약을 장기간 복용하였을 때
*관절염 때문에 진통제를 장기간 복용하였을 때
*전신마취를 하고 수술을 하였을 때
*산후조리를 충분히 하지 못하였을 때
*짠 음식과 술을 장기간 마셨을 때
*무거운 짐을 들고 장기간 서서 일 했을 때
*신장에 나쁜 약물을 장기간 복용하였을 때
*인공유산을 경험했을 때
*신장의 火로 인해 신장에 염증이 생겼을 때
*스테로이드제를 장기간 복용하였을 때
*고혈압인데 고혈압약을 복용하지 않았을 때
*무리한 성생활을 지속하였을 때

사례: 신장기능 문제로 인한 퇴행성 관절염

(최연화 여인; 인천시 부평구 갈산동)

사람이 언제 돌아가야 할지 기약은 없지만 이미 반환점을 지난 나는 나이 65세로 평소 고혈압약을 복용하고 있습니다. 평소 소변을 자주 보고 티눈과 발톱무좀이 있으며 키159cm에 몸무게 70g으로 체중이 많이 나가는 것 외에는 별로 아픈 데가 없으며 몸무게는 50대 후반부터 과체중이 되어 체중을 줄이기 위해 갖가지 방법으로 각고의 노력을 했었고 운동도 해봤지만, 요요현상으로 결과는 똑같아 이제는 지쳐 다이어트 할 엄두도 시도하지 않습니다.

나는 아파트 부녀회에서 개최하는 야유회에 다녀온 후 무릎에 물이 차고 부으며 심한 통증으로 도저히 걸을 수 없어 병원에 가서 물을 빼고 약을 먹게 되었습니다. 나는 평소 고혈압약과 소변을 자주 보고 몸이 약간 부어서 생긴 과체중을 빼고는 특별히 아픈 곳이 없었는데 무릎에 물을 빼고 약을 먹게 되어 큰 충격을 받았습니다. 물을 빼고 약을 먹으니 말끔히 나아 완전히 좋아진 것으로 알고 운동 삼아 등산을 다녀왔는데 그다음 날 무릎에 물이 차고 통증이 와서 할 수 없이 또 물을 빼게 되었습니다.

이러기를 2개월 주기로 반복되다 보니 결국 인공수술을 해야
하나 하는 걱정 때문에 마음이 심란하고 고민에 빠져있다가 한
방요법을 시행하게 되었습니다. 한방요법을 시행한 지 3개월
후 또, 물이 찼지만, 물이 차는 기간이 길어져 좋아지는 징조로
생각하고 3개월을 더 시행한 후 무릎에 물이 차지 않았으며, 퇴
행성관절염 증상은 완전히 좋아졌고, 몸무게도 65kg으로 줄었
으며, 발톱무좀, 티눈도 덤으로 자연치유 되었습니다.

동양 의학적 자연치유

신장의 작용 중 몸에 불필요한 노폐물을 빼내는 하수구 작
용이 있는데 신장기능이 약하면 노폐물이 빠지지 못하여 습
과 열이 몸에 쌓이게 된다. 그렇게 되면 습은 체중을 늘리고
열은 땀으로 나오게 된다. 몸에 축적된 습은 무릎의 보호막
을 뚫고 무릎에 물이 차게 된다. 신장은 신장 내 사구체의 기
능이 80~90% 정도 손상되어야 검사로 나타나며 대개 크레
아틴 수치로 결정된다. 정상 크레아틴 수치는 0.7-1.4mg/dl
이하이며 2.0mg/dl이 넘으면 신부전 3기에 해당된다. 이러
한 수치가 나올지라도 생명에는 문제가 없으며 사구체가 손
상되면 재흡수를 하는 작용이 떨어져 노폐물, 즉 습과 열이

몸에 축적되어 몸이 붓는다. 그리하여 신장을 회복하지 않고는 체중은 줄지 않으며 또한 무릎의 통증과 물이 찬 것도 좋아지지 않는다.

그러므로 최 여인은 신장 기능을 회복시켜 습, 열을 빼주는 한방요법을 시행하여 무릎에 물 차는 증상과 무릎의 통증이 자연치유 되었다.

5) 다섯 번째, 신장의 火로 인해 신장기능이 약해져 요실금이나 전립선 비대가 있고 무릎, 허리에 관절염이 온다

신장의 화(火)란 아주 생소한 단어다. 우리나라 사람들은 화병(火病)이라고 하면 심장에 화가 들었다고 하면 이해를 잘한다. 억울한 일을 당했거나, 마음대로 일이 진행되지 않으며 스트레스를 지속해서 받을 때 가슴에 화가 들었다며 화병이라고 한다. 미국에서도 한국 사람들이 자꾸 화병이라고 하니 영문으로 화병(haw-bung)으로 등재되어 있다고 한다. 이러한 화병은 거의 심장에 화가 든 것으로 간주한다.

그러나 신장에도 화(火)가 들었다. 본래 火(불화)란 뜨거

운 것이므로 심장이 뜨거우면 열이 위로 올라가 얼굴이 화끈
거리고 땀이 나듯 신장이 뜨거우면 그 열은 밑으로 내려가
다음과 같은 증상이 나타난다.

　*소변에 거품이 많이 나온다

　*혈뇨나 단백뇨가 생긴다

　*발바닥이 뜨겁고 열이 난다

　*족저근막염이 생긴다

　*발바닥에 티눈이 생긴다

　*무좀이나 발톱무좀이 있다.

　*엄지발가락뼈가 바깥쪽으로 휘어지는 무지외반증이 생긴다

　*발바닥이나 복숭아뼈에 굳은살이 생긴다

　*통풍이 생긴다

　*요로결석이 생긴다

　*소변을 자주 보는 전립선비대증이 생긴다

　*요실금이나 방광염이 자주 생긴다

　*고관절염이 생긴다

　*이유 없이 허리에 디스크가 빨리 온다

　*이유 없이 무릎에 관절염이 빨리 온다

　*발목에 염증이 생긴다

즉 신장의 火는 신장의 염증(炎症)을 유발하게 되고 신장 기능을 저하한다. 그러므로 신장의 火로 인하여 위와 같은 증상이 나타나는 것은 신장의 기능이 약해져 무릎의 퇴행성 관절염이나 허리 디스크가 빨리 올 가능성이 높다. 왜냐면 신장의 火로인한 신장에 염증이 생기면 신수 부족과 골수 부족으로 활액막과 연골의 생성이 더디게 되기 때문이다.

사례 1: 신장의 화로 인한 요실금 및 퇴행성 관절염

(박영숙 여인; 경기도 부천시 원미구 상동)

나는 슬하에 2남 1녀를 두었고 다복한 가정생활을 누리고 있습니다. 남편은 공무원 퇴직을 하였으므로 나온 연금으로 생활하기에 경제적으로는 어려움은 없으나, 산후조리를 충분히 하지 못했고 또 피치 못할 사정으로 인공유산을 한 탓인지 소변을 자주 보고 몸이 부어 키 162cm에 몸무게 70kg으로 체중이 많이 나간 편입니다. 몸무게 때문이지 오래 서 있거나 걷고 나면 무릎이 붓고 통증이 와 약을 먹고 있으며 더 심각한 것은 나의 의지와 상관없이 소변이 속옷을 적시는 바람에 마음대로 외출하기가 겁나고 특히 냄새 때문에 하루에 한 번 꼴로 속옷을 갈아입어야 하며 특히 남편이 여행을 가자고 하면 엄두를 내지 못하고 혼자 속으로만 앓다가 결국 치료를 하기 위해 검사를 한 후 요실금 수술을 하였습니다. 그러나 수술 후유증도 있고 무릎의 통증도 여전하여 여러 가지 방법을 시도하였으나 좋아 지지 않아 고민하다 한방요법과 케겔 운동을 시행하였는데 6개월 후 소변을 자주 보는 증상과 요실금이 좋아졌고 8개월 후에는 몸이 붓지 않으니 몸무게도 빠졌으며 무릎의 통증도 자연치유 되었습니다.

동양 의학적 자연치유

요실금의 자기 진단

첫째; 소변이 마려우면 참지 못하고 그대로 속옷을 적신다.

둘째; 기침이나 재채기를 하면 자기도 모르게 소변이 새서 옷을 적신다.

셋째; 소변을 볼 때 아랫배에 통증이 있거나 항상 아랫배가 묵직하고 소변을 누어도 시원하지 않다.

요실금이란 자신의 의지와는 상관없이 소변이 새는 증상을 요실금이라 한다. 요실금 환자는 위생적 문제로 사회활동에 제약을 느끼며 위축되기 쉬워 심하면 우울증을 앓기도 한다.

요실금의 원인으로는 복합성 요실금으로 갑작스럽게 복압이 증가하면 방광의 수축 없이 소변이 새는 것으로 요실금의 90%를 차지한다. 또 다른 원인으로는 출산 시 방광 하부 조직 및 골반저근의 손상으로 인한 방광 위치 변동과 요도괄약근 약화가 주된 원인이다. 케겔 운동이란 소변을 보는 도중 멈추었을 때 힘이 들어가는 곳이 PC 근육인데 이곳을 정신을 집중해 보았다 풀기를 3초씩 1회 10~15회 반복하고 하루 3회 30회 이상 하는 것을 말하며 요실금에 케겔 운동이 효과가 있다. 박 여인은 인공유산과 산후조리를 제대로 못 한 관계로 신장에 火가 발생하여 신장기능이 약해져 있으므로 신장의 火를 꺼주는 한방요법과 케겔 운동을 시행하여 요실금과 무릎의 통증이 자연치유 되었다.

사례 2: 전립선 비대로 인한 무릎, 허리 통증

(전현식 씨; 충남 천안시 서북구 신당동)

나는 50대 초반으로 예비군 중대장을 하고 있으며 저녁에 소변을 자주 보아 병원에 가보니 전립선비대라 하여 약을 주어 약을 먹고 있으나 소변이 시원히 나오지 않고 찔끔찔끔 나와 여간 곤혹스럽지 않고 아울러 발톱무좀과 무릎과 허리가 아파 나이에 맞지 않게 고생하고 있습니다. 물론 젊을 때부터 군대 생활을 하여 몸을 혹사한 면도 있지만, 당뇨 때문에 몸을 많이 움직인 면도 있습니다. 저는 일과가 끝나면 밭으로 곧장 달려가 여러 가지 작물을 심고 일을 하므로 당뇨 수치는 조절이 잘 되나 소변이 시원치 않은 전립선비대증과 무릎과 허리의 통증은 좋아질 기미를 보이지 않아 밭일을 그만두고 쉬어보았지만 역시 마찬가지였습니다. 젊은 나이에 인공관절 수술을 할 수도 없고 어떻게 하여야 할지 고민하다가 한방요법을 시행 하였습니다. 저는 소변을 보기 위해 밤에는 잠을 설치며 1시간 간격으로 화장실을 다녔고, 낮에는 2시간 간격으로 다녔는데, 6개월 후 밤, 낮 동시에 3시간 이상 간격으로 화장실을 다니게 되었으며, 무릎 통증과 허리의 통증도 자연치유 되었습니다.

동양 의학적 자연치유

전립선 비대증은 남성 배뇨장애로 전립선의 크기가 증가하여 배뇨를 힘들게 한다. 남성 생식기관의 일부인 전립선은 정자와 섞여 정액을 만드는 기관이며 전립선이 비대해지면서 방광 하부의 소변이 나오는 길을 막아 요도의 소변 흐름이 막히거나 감소된 상태가 된다. 전립선은 소변을 방광에서 이동시키는 관을 둘러싸고 있으며 20대 전에는 전립선이 균등하게 팽창되지만, 나이가 들수록 샘의 요도 옆 부위에 집중하여 비대 된다. 즉 전립선이 점점 커지면서 방광에서 소변이 나오는 흐름을 방해하므로 방광은 소변을 비우기 위해 더 힘들게 일을 해야 한다. 시간이 지나 더 악화되면 소변을 완전히 배출하는 데 문제가 생길 수 있으며 서구의학에서는 전립선 비대증의 원인을 아직 명확하게 밝히지 못하고 있다.

전 씨의 경우 소변을 자주 보고 발톱무좀이 있는 것으로 보아 신장의 火로 인하여 신장기능이 약해져 나타난 증상이다. 신장에 火가 있으면 전립선 비대로 인해 소변을 자주 보고 발톱무좀이나 단백뇨, 혈뇨, 요실금, 무지외반증, 통풍, 요로결석 등의 증상이 나타 난다. 또한 신장기능이 약해지면 신수 부족으로 인한 골수 부족이 생겨 연골과 활액막의 재생이 더디 되기 때문에 무릎과 허리에 통증이 나타난다.

그러므로 신장의 火를 꺼주는 한방요법과 전립선 마사지를 시행하여 전립선비대와 무릎과 허리의 통증이 자연치유되었다.

04 척추

1) 척추의 구조와 기능

척추는 인체의 기둥이라고 하며 척추 사이마다 디스크가 있어서 신체를 전후좌우로 돌리고 젖히는 등 자유자재로 움직일 수 있게 해준다. 척추는 목 척추인 경추7개, 등 척추인 흉추2개, 허리척추인 요추5개, 요추를 받쳐주는 천추5개, 가장 아랫부분의 미추 4개로 이루어져 있다.

척추는 이 33개의 뼈와 디스크, 인대, 힘줄, 근육 등을 모두 더한 구조물로 형성되어 있다. 인대는 전종인대, 후종인대, 황색인대, 극상인대, 극간인대, 횡돌기인대 등이 척추와 디스크를 서로 감싸고 있어 디스크가 빠져 나가지 않도록 단단하게 붙들어 주는 역할을 한다.

척추가 모여 있는 척추 기둥의 가운데에는 수도관 같은 통로가 있으며 척추신경 다발이 지나간다. 이 신경 다발은 뇌에서 내려와 척추관을 통해 전신에 분포돼 정보 통신망 역할을 한다. 척추 근육은 인대와 힘을 합쳐 척추를 단단하게 붙들어주어 움직임을 원활하게 해준다. 척추 근육은 극돌기와 횡돌기에 잘 결합하여 척추가 안정된 상태에서 여러 자세를 취할 수 있게 해준다. 척추 건강을 유지하려면 모든 근육이 튼튼해야 하지만 특히 척추기립근과 복부 근육이 튼튼해야 한다.

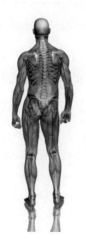
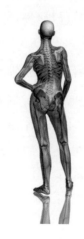

2) 척추질환의 종류와 원인

디스크의 종류에는 디스크 탈출증, 퇴행성 디스크, 척추분리증, 척추전방전위증, 척추협착증, 척추관협착증 등이 있다. 이처럼 척추질환의 종류는 많으나 발병원인은 디스크 변성과 척추를 둘러싸고 있는 인대, 힘줄, 신경, 근육 등 주변의 조직들이 퇴행의 변화로 약해져 생긴 질환이다.

디스크는 관절의 연골과 마찬가지로 혈관이 없어 혈액이 흐르지 않아 영양과 수분을 공급받지 못해 재생이 안 된다고 서구의학은 밝히고 있다. 그러나 척추 연골 부위의 작은 구멍을 통해 영양소와 수분을 받아 아주 느리게 재생된다.

허리를 삐긋해 꼼짝 못 하고 누워 있어도 며칠 지나면 회복할 수 있는 것은 척추 연골 부위 작은 구멍을 통해서 영양소와 수분을 공급받아 재생되기 때문이다. 그러나 척추를 둘러싸고 있는 인대, 힘줄, 신경, 근육 등의 연변조직이 퇴행의 변화로 약해져 디스크가 돌출되어 신경을 누르거나 디스크의 퇴행으로 말미암아 변성되어 있을 때는 빠른 회복이 되지 않고 자주 재발한다.

3) 디스크의 통증과 신경차단술

통증이란 우리 몸에 어떤 이상이 있으니 치료를 하라는 사전 경고이자 고마운 신호로 병이 악화되는 것을 미연에 방지해주는 인체의 중요한 작용 중 하나이다. 따라서 통증만 치료하거나 통증을 못 느끼게 하는 진통제를 장기간 복용하면 병을 더 악화시킨다.

일반적인 통증을 치료하는 방법에는 진통소염제, 근육이완제 등을 복용하거나 신경 부위에 국소마취제나 스테로이드제를 주사하는 신경치료가 있고 또 신경을 파괴하는 신경차단술이 있다. 신경차단술이란 신경을 죽이는 것이 아니라 예민해져 있는 신경에 약물을 주입해 통증을 치료하는 방법이다. 신경이란 한번 손상되면 회복이 불가능한 것으로 알고 있다. 그러나 중추신경에서 좌우로 뻗어 나온 31쌍의 말초신경은 손상을 입더라도 회복이 잘되는 편이다. 모든 신경은 신경수초라는 보호막에 둘러싸여 있으며 중요한 신경일수록 보호막이 두껍게 형성되어 있다. 신경수초가 정상상태로 유지하고 있으면 디스크 탈출증이 있어 신경이 자극을 받더라도 증상을 느끼지 못하지만 신경수초가 손상을 입으면 사소한 자극이나 스트레스, 저기압 등 조그만 날씨의 변화에도 손상된 정도에 따라 불쾌감, 통증 등 다양한 증상이 나타난다. 이런 중요한 신경수초를 재생시키려면 필수지방산이 필요하다. 필수지방산은 체내에서 합성되지 않기 때문에 건강한 사람들도 반드시 오메가-3, 오메가-6 등을 보충해주어야 한다. 필수지방산은 스트레스 때문에 많이 소모되지만, 질병이 생기면 가장먼저 소모되는 영양소이다.

4) 디스크환자의 운동과 활성산소

디스크 환자들은 운동하지 않으면 증상이 악화되는데 운동을 하더라도 조금 무리를 하면 부상위험이 커진다. 운동하면 신진대사가 활발해지기는 하지만 동시에 세포를 파괴하는 활성산소의 발생량이 많아지기 때문이다. 혈관이 없는 연골은 운동으로 수축과 이완이 반복될 때 흐르는 수분을 통해 산소와 영양분을 흡수하므로 연골을 살리려면 운동은 필수적이다. 하지만 연골보호제와 활성산소를 억제하는 항산화성분을 보충하면서 운동을 해야 한다. 활성산소는 세포를 공격하는데 손상된 세포는 활성산소의 공격을 막아내기 어려

워진다. 운동하다가 연골과 인대에 문제가 생겨 운동을 중단
하게 되는 경우가 바로 이러한 경우이다

5) 디스크가 자주 재발하는 이유

대다수 사람은 디스크가 본래의 자리로 들어가지 않으므로
꼭 수술이나 시술을 받아야 하는 것으로 알고 있다. 디스크
내부에 있는 수핵은 단단하고 질긴 섬유질로 된 섬유테와 힘
줄, 인대, 신경, 근육 등의 연부조직이 둘러싸고 있어 수핵이
빠져나갈 수 없도록 보호하고 있으며 위아래에 있는 척추에
단단히 결합되어있다. 그뿐 아니라 척추 전후좌우로 여섯 종
류의 인대가 둘러싸고 있으며 또 그 위를 근육이 감싸고 있
다. 그런데 이러한 인대, 힘줄, 신경, 근육 등이 퇴행되어 약
해지면 디스크가 터져 나와 신경을 건드리면 그 자리만 수술
하는 것이므로 약해진 척추 주위 연부조직의 어느 부위에서
디스크가 터져 나올지 모르기 때문에 디스크는 재발할 수밖
에 없다. 그러나 디스크 조각이 신경 전체를 압박하지만 않
는다면 서둘러 수술하는 것은 좋지 않다. 설사 수술이 잘 되
었다 하더라도 척추 사이 완충작용을 하는 디스크를 잘라냈

기 때문에 신경 유착 등 여러 가지 후유증을 남긴다. 특히 디스크, 섬유테, 인대, 힘줄, 근육 등 연부조직이 퇴행하여 약해져 있기 때문에 수술하지 않는 다른 디스크가 문제를 일으킨다. 그러므로 혼자 힘으로 30분만 걸을 수 있다면 한방요법을 시행하여 골수를 제공 하고 척추 연부조직인 섬유테, 인대, 힘줄, 근육 등의 재생에 필요한 성분을 복용하며 적당한 운동을 하면 척추를 구성하는 섬유테 등 연부조직이 튼튼해져 디스크가 제자리로 찾아 들어간다.

05 디스크가 생기는 원인

1) 첫 번째, 고혈압, 당뇨약을 15년 이상 복용하면 다른 합병증과 더불어 신장기능이 약해져 디스크가 온다

신부전이란 심장에서 신장으로 보내진 혈액이 신장의 사구체를 거쳐 몸에 유용한 물질과 노폐물을 거르게 되는데 사구체가 80~90% 망가지면 적혈구, 단백질, 등을 거르지 못하고 소변으로 빠져나가고 신장의 사구체와 세뇨관의 기능이 더 이상 항상성을 유지할 수 없을 때이다. 크레아틴 수치가 2.0mg/dl이 넘으면 신부전 초기에해당되며 크레아틴이란 체내 근육이 대사되어 생기는 산물이다. 사구체에 손상이 오면 크레아틴이 소변으로 나오며 정상 크레아틴 수치는 0.7-

1.4mg/dl 이하이다.

신부전이 되어 신장의 사구체에 고장이 나면 몸에 필요한 물질을 재흡수하지 못하고 LPO라는 조혈 호르몬을 공급하지 못해 적혈구 부족으로 골수 공급이 더디 되어 연골, 디스크, 섬유테, 힘줄, 인대, 근육 등이 재생되지 못해 무릎에는 퇴행성관절염이 오고 허리에 디스크가 생긴다.

혈액순환이란 모세혈관 즉 말초 혈관까지 피가 충분히 가지 못한 상태를 뜻한다. 발이 저리고 쥐가 나는 것은 혈액순환 장애이며 원인은 피를 공급하는 신장, 피를 저장하는 간, 전국적으로 피를 보내는 심장이 서로 상생작용이 안 되기 때문이다.

당뇨로 인한 신부전은 신장 기능을 담당하는 사구체가 재생되어야 한다. 그러나 애석하게도 신장의 사구체를 재생해주는 양약은 없다. 손상된 세포는 오직 단백질, 탄수화물, 지방, 비타민, 미네랄 등 5대 영양소에 의해서만 재생될 수 있으며 이는 우리가 매끼 먹고 있는 음식물과 한방요법, 영양요법뿐이다. 신장이 회복되지 않고서는 신부전, 고관절, 허리디스크, 다리 저림, 쥐 나는 증상들은 개선할 수 없다.

사례 1: 고혈압,당뇨약 장기복용으로 인한 디스크

(오정현; 서울시 강남구 역삼동)

나는 고혈압약과 당뇨약을 20년째 복용하고 있으며 소변을 자주 보는 전립선비대증과 당뇨망막병증, 크레아틴 수치 2.0mg/dl로써 신부전이란 진단을 받고 허리에 디스크가 생겨 수술을 권유받았습니다.

나는 젊을 때 제약회사 영업사원으로 입사해 회사에 뼈를 묻겠다는 각오로 열심히 하여 영업사원들의 로망인 본사 영업본부장의 자리까지 오르기는 했으나 반대급부(反對給付)로 건강을 잃게 되었습니다. 나는 영업본부장에 이르기까지 제품을 팔기 위해 쉬는 시간이 없을 정도로 밤낮으로 노력을 했고 영업본부장에 올라서는 전국 영업소장들을 만나 회식하며 영업실적을 독려하였습니다.

회식이라면 당연히 술과 고기가 따랐고 그 세월을 10년 가까이 하다 보니 영업본부장 자리는 유지할 수 있었으나 고혈압과 당뇨가 생겨 약을 먹기 시작했습니다. 그러한 생활을 하면서 합병증 예방을 위한 운동이나 어떤 조치도 취하지 않아 눈에 문제가 생겼으며 무릎과 허리 통증이 심해 온갖 방법을 다 동원해 보았지만 좋아지지 않았고 더욱 심해져 병원에 가보니 요추

4-5번 디스크 탈출로 인한 추간판 탈출증이라며 수술을 권했고 당뇨망막병증은 특별한 약은 없으니 당뇨 수치만 잘 조절하라는 권고만 받고 돌아왔습니다. 디스크는 수술해도 재발한다고 하여 다른 방법을 찾아본 후 마지막으로 하기로 했습니다. 그리하여 당뇨는 운동하면서 조절하고 디스크는 한방요법을 시행하였습니다. 10개월 후 크레아틴 수치가 더 오르지 않았고 무릎과 디스크가 자연치유 되었으며 투석할 때 하는 식이요법을 철저히 지키며 운동을 열심히 하였더니 당뇨 수치도 조절이 잘되어 당뇨망막병증이 더 진행되지 않았습니다.

동양 의학적 자연치유

신부전이란 심장에서 신장으로 보내진 혈액이 신장의 사구체를 거쳐 몸에 유용한 물질과 노폐물을 거르게 되는데 사구체가 80~90% 망가지면 적혈구, 단백질, 등을 거르지 못하고 소변으로 빠져나가고 피를 만드는 조혈 호르몬이 공급이 저하되어 피가 부족하여 골수가 부족하므로 연골을 만드는 작용이 더디 되어 무릎에 퇴행성 관절염과 허리에 디스크가 빨리 온다. 당뇨망막병증은 당뇨병이 있는 사람에게는 누구에게나 생길 수 있다. 하여 혈당수치를 철저히 조절하고 건강한 식습관과 생활습관을 가져야 한다.

 당뇨망막병증이란 망막에 혈액순환이 저하되어 혈액공급이 잘되지 않는 부위가 생기며 그로부터 신생혈관이 생긴다. 신생혈관으로부터 생산된 섬유조직은 방수가 순환하는 통로를 막으면 신생혈관 녹내장이 생긴다. 당뇨약을 15년 이상 복용하게 되면 당뇨망막병증과 신부전이 될 가능성이 높다.

사례 2: 인슐린 주사 장기투약으로 인한 무릎통증과 디스크

(차인국 씨; 경기도 광명시 하안동)

나는 당뇨로 약을 복용하다 10년 전부터 인슐린 주사를 맞고 있습니다. 20년 전 당뇨인 줄 모르고 살다가 소변이 자주 마렵고 음식이 맛있어 과식하게 되었으며 물을 많이 마셨습니다. 그러나 먹는 것에 비교해 체중이 줄어 병원에 가보니 당뇨라 하여 약을 복용하였습니다. 젊었을 때부터 마트를 해온 나는 하루하루 매출에 신경 쓰고 매출보다 이익이 적어 돈이 쌓이지 않아 결제 때가 되면 스트레스가 쌓였습니다. 내가 12세 어렸을 때 아버님이 돌아가셔 그 원인을 몰랐는데 지금 생각해 보니 당뇨 때문이라고 생각되어 당뇨에 신경 쓰이긴 했으나 스트레스는 어쩔 수 없었습니다. 나는 당뇨약을 먹으면서도 술도 마시고 담배도 피우며 하루하루 살다 보니 당뇨 수치가 조절되지 않았고 더욱이나 당뇨병에 중요한 운동을 전혀 할 수 없어 인슐린 주사로 수치를 조절하기로 했습니다. 당뇨 주사를 맞은 지 10년이 지나니 당뇨 수치는 조절되나 발이 저리고 발톱무좀이 생겼으며 무릎과 허리의 통증이 심해 병원에 가보니 요추 4-5번에 디스크 탈출과 무릎은 퇴행성관절염이며 크레아틴 수치가 2.5mg/dl로 나와 신부전이란 진단을 받게 되었습니다.

그렇다고 바로 수술을 할 수도 없었고 크레아틴 수치가 높게 나와 앞으로 더 나빠지면 투석을 해야 한다는 압박감으로 다른 방법을 찾던 중 한방요법을 택하였습니다. 10개월 후 무릎과 허리가 자연치유 되었고 동시에 운동요법과 식이요법을 철저히 시행하여 크레아틴 수치는 더 오르지 않고 2.1mg/dl로 내려가 투석의 근심도 사라졌습니다.

동양 의학적 자연치유

신부전이란 신장의 사구체와 세뇨관의 기능이 더 항상성을 유지할 수 없을 때이다. 사구체 여과 기능이 떨어지면 신장 기능이 나빠지는 만큼 크레아틴 수치가 상승한다. 정상 크레아틴 수치는 0.7-1.4mg/dl 이하이며 2.0mg/dl이 넘으면 신부전 초기에 해당한다. 크레아틴이란 체내 근육이 대사되어 생기는 산물이며 사구체에 손상이 오면 소변으로 나오며 그 수치 여부에 따라 신부전과 투석을 정하게 된다.

신장의 사구체에 고장이 나면 몸에 필요한 물질을 재흡수하지 못하고 LPO라는 조혈 호르몬을 공급하지 못해 적혈구 부족으로 골수 공급이 더디 되어 연골, 디스크, 섬유테, 힘줄, 인대, 근육 등이 재생되지 못해 무릎에는 퇴행성관절염이 오고 허리에 디스크가 생긴다.

차인국 씨는 신장기능을 회복하는 데 최선을 다했다. 신장기능을 회복하는 의약품은 없으므로 투석환자들이 행하고 있는 식이요법을 철저히 준수하였으며, 단백질은 충분히 섭취하고 자기 몸에 알맞은 운동, 신부전에 필요한 영양요법, 신장의 기능을 회복하는 한방요법을 병용하여 크레아틴 수치가 더 이상 올라가지 않고 무릎과 허리도 자연치유 되었다.

2) 두 번째, 지속해서 스트레스를 받으며 과음하면 무릎에 관절염과 허리에 디스크가 발생한다

지속적이고 과도한 스트레스는 우리 의지와 상관없이 자율신경이 깨지고 교감신경이 활성화 되게 한다. 결과로 혈관이 수축되어 각 장부에 혈액공급이 저하되면 장부는 피를 공급받기 위해 더욱 작동하여 이상 항진으로 열이 발생하고 교감신경을 긴장시켜 강력한 독성을 지닌 활성산소가 증가하여 항산화 기능이 떨어져 세포와 조직을 파괴하고 열이 발생하여 피가 마른다. 피가 마르면 혈액으로부터 지속해서 영양분을 받아야 할 근육과 뼈가 약해지며(血不養筋) 또, 혈액으로부터 만들어지는 관절강 속의 활액(滑液) 분비도 크게 줄어들어 관절이 뻣뻣해지면서 통증을 수반하게 된다. 스트레스는 관절염뿐만 아니라 만병의 근원이므로 본인 스스로 스트레스가 쌓이지 않으려는 삶의 자세가 요구된다.

사례: 스트레스와 과음으로 인한 무릎통증과 디스크

(김태식 사장; 창원시 의창구 중동)
나는 내로라하는 대학을 졸업하고 대기업에 입사하여 인정을 받아 40대에 이사로 승진했다가 지금의 장인이 된 서 회장과 함께 회사를 설립하여 신기술을 인정받아 내수와 수출 두 마리 토끼를 잡으며 제법 단단한 기업을 이루어가고 있는 중소기업 사장입니다. 주변 환경이 그렇다 보니 겉보리 3말만 있어도 처가살이는 안 한다고 했는데 무남독녀인 회장님 딸과 자연스럽게 결혼하여 처가로 들어가 살게 되었습니다. 가정과 회사에서 장인과 함께 생활하니 늘 가시를 등에 지고 사는 것과 같은 망자 재배(芒刺在背)처럼 부담이 되고 스트레스가 되었습니다, 나는 평소 소변을 자주 보고 발톱무좀이 있었으며 회사나 집에서 스트레스가 쌓이니 자연히 술 먹는 횟수가 잦아지고 운동은 못 하니 체중도 늘고 혈당이 높아 당뇨약과 고혈압을 먹게 되었으며 사업상 골프를 치고 난 후에는 나이에 걸맞지 않게 무릎과 허리의 통증으로 약을 먹으며 주사를 맞고 있었습니다. 그러한 세월이 1년이 흐르니 무릎의 통증과 허리의 통증이 너무 심해 도저히 견딜 수 없어 병원에 가보니 요추4-5번 사이 추간판 탈출증이라 하여 당장 수술하라고 해 다른 방법도 없어 수술하게 되었습니다. 수술한 지 2년이 지나니 엉치가 뻐근하고 오래 앉아있기 힘들며 허리가 아팠고 오래 서 있거나 걸으면 저녁에 잘 때 쥐가 났으며, 장딴지 부 터 발가락까지 저린 증상이 있어 수술한 병원에 가보니 검사에는 아무 이상이 없다고 하여 병원에서 돌아온 후 나으려고 여러 가지 방법을 시도하여 보았지만 좋아지지 아니하여 한방요법을 시행하였습니다. 8개월 후 무릎과 허리의 통증이 자연치유 되었고 신장이 좋아졌는지 소변을 자주 보는 증상과 발톱무좀, 고혈압도 정상으로 돌아왔으며 허리와 무릎의 통증이 없어져 운동을 하였더니 체중도 줄고 당뇨수치도 많이 내려갔습니다.

동양 의학적 자연치유

김태식 사장이 받은 과도한 스트레스와 지속적인 알콜 섭취는 신화(腎火)의 원인이 되고도 충분하였다. 평소 소변을 자주보고 소변에 거품이 나오며 발톱무좀이 있는 것으로 보아 신화(腎火)증상이 있었는데 지속적인 스트레스와 술은 그에 기름을 붓는 격이 되어 급격히 신장기능이 나빠졌다. 하여 신장기능이 저하되면 피와 골수공급이 저하되어 연골과 디스크는 물론 척추를 둘러싸고 있는 인대, 힘줄, 근육 등의 연부조직이 쉽게 퇴행되고 약해져 무릎의 통증과 디스크가 발생한 원인이 되었다. 신장은 골수와 척수를 제공하는 작용을 하기 때문이다. 김태식 사장은 신장의 火로 인해 신장의 기능이 약해져 골수공급의 부족과 스트레스로 인하여 피가 말라 피 부족과 골수부족으로 무릎과 허리에 문제가 생겼으므로 영양요법과 식이요법, 한방요법으로 신장기능을 회복하여 디스크와 무릎의 통증이 자연치유 되었다.

3) 세 번째, 디스크는 수술해도 재발할 확률이 높다

디스크 내부에 있는 수핵은 단단하고 질긴 섬유질로 된 섬유테와 힘줄, 인대, 신경, 근육 등의 연부조직이 둘러싸고 있어 수핵이 빠져나갈 수 없도록 보호하고 있으며 위아래에 있는 척추에 단단히 결합하여 있다. 그뿐 아니라 척추 전후좌우로 여섯 종류의 인대가 둘러싸고 있으며 또 그 위를 근육이 감싸고 있다. 그런데 이러한 인대, 힘줄, 신경, 근육 등이 퇴행하여 약해지면 디스크가 터져 나와 신경을 건드리면 그 자리만 수술하는 것이므로 약해진 척추 주위 연부조직의 어느 부위에서 디스크가 터져 나올지 모르기 때문에 디스크는 재발할 수밖에 없다. 설사 수술이 잘 되었다 하더라도 척추 사이 완충작용을 하는 디스크를 잘라냈기 때문에 신경 유착 등 여러 가지 후유증을 남긴다.

특히 디스크, 섬유테, 인대, 힘줄, 근육 등 연부조직이 퇴행되어 약해져 있기 때문에 수술하지 않는 다른 디스크가 문제를 일으킨다. 그러므로 자력(自力)으로 30분만 걸을 수 있다면 한방요법을 시행하여 골수를 제공하고 척추 연부조직인 섬유테, 인대, 힘줄, 근육 등의 재생에 필요한 성분을 복용하면 척추를 구성하는 섬유테 등 연부조직이 튼튼해져 디스크가 제자리로 찾아 들어간다.

사례: 디스크 수술 후 재발로 인한 허리,고관절 통증

(민요식 사장; 대구시 달서구 도원동)

나는 요추4-5번 디스크 수술을 받은 5년 후 고관절의 통증과 뒷다리가 댕겨 검사해보니 요추5-천추1번 사이에 추간판이 탈출되었다며 수술을 권유받고 돌아왔습니다. 척추 수술을 받고도 완치되지 아니하고 재발할 확률은 거의 50%에 육박하며 수술한 뒤에도 환자의 3/2 이상은 약을 먹는다고 하여서 할 수 없이 다시 수술 할까 고민하고 있었습니다.

10년 전 나는 허리통증이 심해 오래 앉아있다 일어설 때 허리가 아파 한참 주춤거리며 허리를 움직인 후에야 한발 짝 걸을 수 있었고 뒷다리가 당겨 오래 걸을 수 없어 주사도 맞아보고 물리치료, 교정치료, 카이로프락틱 등 여러 방법을 시도했어도 좋아지지 않아 어쩔 수 없이 수술을 감행했습니다. 그러나 수술이 끝이 아니라 또 다른 고통이 시작되었는데 수술 후 고관절의 통증과 뒷다리가 댕기는 허리통증을 숙명으로 알고 살고 있다가 도저히 참을 수 없어 한방요법을 시행하였습니다. 8개월 후 고관절 때문에 나타나는 뒷다리 댕기는 증상과 허리 통증이 좋아졌으며 10개월 후에는 오래 앉아 있다 일어설 때 주춤거리던 증상도 자연치유 되었습니다.

동양 의학적 자연치유

대다수 사람은 디스크가 본래의 자리로 들어가지 않으므로 꼭 수술이나 시술을 받아야 하는 것으로 알고 있다.

수술하고도 재발하는 이유는 다음과 같다.

디스크란 추간판 탈출증이라 하고 추간판이 섬유테를 빠져나와 신경을 건드리기 때문에 수술은 신경을 차단할 뿐이다. 그러나 연골. 섬유테. 인대. 힘줄. 근육 등 척추를 둘러싸고 있는 연부조직이 퇴행되어 약해져 있으므로 척추 어느 곳에서도 재발할 수 있다.

일반적으로 무릎의 연골과 디스크는 한번 닳아지면 재생

이 안 되는 것으로 서양의학은 말하고 있지만, 인체의 장부와 기관에서 만들어진 피는 골수를 제공하고 골수는 활액막, 연골, 디스크에 영양과 수분을 공급하여 눈에는 보이지 않지만, 서서히 재생된다. 만일 소아 때 형성된 연골이 재생이 안된다면 20세 성인이 되어서는 모든 인류가 관절염 환자가 될 것이다. 허리나 무릎을 움직이면 수축과 이완을 통해 영양과 수분이 공급되어 속도가 아주 느리게 재생된다. 민요식 사장은 신장기능을 회복하고 먹어야 피가 되고 살이 되므로 비. 위. 장이 영양분을 잘 흡수되게 하는 한방요법을 시행하여 자연치유 되었다.

4) 네 번째, 발톱무좀, 통풍, 요로결석, 족저근막염, 무지외반증 등은 신장의 火 때문이며 이는 무릎의 통증과 디스크와 함께 발생한다

발톱무좀은 진균이 피부의 가장 바깥쪽인 각질층인 발톱에 감염되어 나타나며 무좀 환자의 직접적인 피부접촉이나 수영장, 목욕탕 신발 등을 통해서 감염될 수 있다고 정의하지만 정확한 원인은 아니다. 왜냐면 무좀약을 먹고 연고를 발라도 해 년마다 재발하기 때문이다. 먹는 무좀약은 간에 치명적인 손상을 주기 때문에 간 기능이 약한 사람이 무좀약을 먹을 때 간 검사를 해보고 복용해야 한다.

통풍 환자에서는 혈액 내 요산이 지나치게 많아서 이것이 결정체로 변하고, 이 요산 결정체가 관절 내에 침착하여 염증을 유발하게 된다. 대개의 통풍 환자들은 혈액 내에 요산이 정상치 이상으로 높은, 소위 고요산(高尿酸)혈증을 가지고 있다. 통풍은 고요산혈증이 심할수록, 또 기간이 오래될수록 발병할 소지가 높아지며 통풍 환자는 여자보다는 남자가 많고 대개 첫 발작은 30~50세에서 많이 나타나는데 왜 고요산혈증이 되는지 근본 원인은 아직 밝혀진 것이 없다.

서구의학의 관점에서 통풍에 사용되는 약은

첫째, 신속하게 통증을 가라앉히는 약으로는 진통소염제나 스테로이드를 사용한다. 그러나 단기간의 사용은 괜찮지만, 장기간 사용할 경우 그에 따른 합병증은 이루 말할 수 없이 크다.

둘째, 요산 수치를 낮추는 요산 강하제는 요산배설촉진제와 요산생성 억제제 두 가지 종류다.

요산배설촉진제는 요산치를 떨어뜨리는 효과는 높지만, 요산이 한꺼번에 소변으로 배설되는 바람에 요로에 요산염 결정이 생기는 요로결석이 생기기 쉬운 단점이 있다.

요산생성 억제제는 체내 요사 생성을 억제하는 약으로 알로푸리놀이 있으며 장기간 복용 시 부작용으로 간 기능 장애가 있으며 신부전 환자가 복용하면 증상이 악화된다.

요로결석은 소변에 칼슘 및 염분 종류(인산염, 인산 마그네슘 암모늄염, 요산, 수산염, 등)가 고체로 쉽게 분리될 만큼 다량 용해된 경우, 이러한 구성성분이 어떤 원인에 의해 염분의 결정체가 되어 만들어진다고 하나 정확한 원인은 아니다. 요로결석은 신장, 방광, 요관, 요도 등 소변이 만들어져 지나가는 길에 돌이 생겨 이차적으로 소변 흐름을 방해하여 또 다른 요로감염을 일으킨다. 요로결석은 10명 중 1~2명은 평생 한 번쯤 생길 정도로 흔하지만, 결코 간과하고 넘어가면 안 되는 중요한 질환이며 남자가 여자보다 3배 정도 더 많이 걸린다. 서구의학에서는 확실한 원인은 아니지만 먹는 음식, 비타민-c, 위궤양 치료제, 등을 원인으로 꼽으며 높은 온도에서 지속해서 일하는 사람이나 당뇨병, 요로감염이나 요로폐색 등이 있으면 발생 가능성이 높다고 추정할 뿐 확실한 것은 아니다. 요로결석의 특징적인 증상으로는 진통제로도 없어지지 않는 심한 통증이 허리에 나타나며, 요관결석의 경우 소변의 흐름이 막히면서 통증이 나타날 수 있다. 소변을 보았을 때 소변이 빨갛게 보이기도 하고 현미경으로만 관찰되는 경우도 있으며, 방광결석, 요로결석은 소변볼 때 심한 통증과 소변을 자주 보거나 잔뇨감 등의 증상이 나타날 수 있으며, 요로결석인 경우 심한 통증과 소변을 보지 못해 응급실을 가는 경우도 있다

또한 소화가 잘 안 되거나 구역질, 구토 등의 증상이 나타날 수 있다. 족저근막염은 발바닥이나 발뒤꿈치에 통증을 일으키는 흔한 질환으로 임상에서 가장 흔하게 접하는 족부 병변 중 하나다. 장시간 오래 서 있었다거나 운동을 과도하게 해서 발에 스트레스가 증가했거나, 최근 체중이 증가하여 발바닥에 하중을 많이 주었거나, 서양 오목발이나 평발이 있으면 더 쉽게 발병한다고 하나 확실한 원인은 아니다. 족저근막염이란 족저근막이 지속적이고 반복적으로 손상을 입으면 염증이 생기면서 통증을 유발하는데 이를 족저근막염이라고 한다. 족저근막염의 증상은 보통 서서히 발생하며, 특징적으로 아침에 일어난 직후 처음 몇 발자국을 걸을 때 심한 통증

을 호소한다. 병이 진행되면 오래 걷거나 운동을 한 후에도 통증이 발생한다. 또 다른 증상은 발바닥이 뜨거워 벽에다 발바닥을 대고 자기도 하며 찬물에 담그고 발을 식히기도 하고 신발을 신고 오래 서 있거나 오래 걸으면 발바닥이 아파 더 견딜 수 없는 경우도 있다.

무지외반증이란 엄지발가락의 뼈가 바깥쪽으로 치우치는 관절 질환을 말한다. 무지외반증은 확실한 원인은 아니지만, 여성들이 굽이 높고 신발 앞이 뾰족한 하이힐을 장시간 신기 때문이라고 한다.

사례 1: 발톱무좀과 관절염,허리디스크

(강성일 씨; 광주광역시 남구 백운동)
나는 고혈압, 전립선비대약을 복용하고 있으며 발톱무좀이 생겨 발톱이 하얗게 변색되며 발톱이 두꺼워지고 뒤틀리며 들뜨는 증상이 나타나 젊을 때부터 발톱무좀약을 먹어도 좋아지지 않고 있습니다. 나는 음식 장사를 하면서 술도 자주 먹고 새벽까지 일하면서 스트레스를 많이 받았습니다. 잠도 제대로 잘 수 없고, 스트레스를 받게 되니 어깨통증과 허리통증이 심해 날마다 진통제를 먹다시피 했는데 어느 날 무거운 물건을 들다

삐끗하여 꼼짝 못 하고 일어나지 못해 119를 타고 응급실에 실려 가 검사해 보니 요추4-5번 사이 추간판이 탈출되었다며 수술을 권해 어쩔 수 없이 수술을 하였습니다.

그 후 3년이 지나니 디스크가 재발하게 되었고 허리와 고관절이 아프고 뒷다리가 댕겨 다리를 절기도 했습니다. 수술한 병원에 다시 방문하여 검사한 결과 아무 문제가 없다는 답변만 듣고 돌아와 낫기 위해 여러 가지 방법을 시도하여 보았으나, 효과를 보지 못하고 고생하다,

한방요법 6개월 시행 후에는 뒷다리가 당기는 증상과 자주 재발하던 발톱무좀, 소변 보느라 저녁마다 나를 괴롭혔던 전립선비대 증상이 좋아졌으며 8개월 후에는 고관절의 통증과 허리의 통증이 자연치유 되었습니다.

동양 의학적 자연치유

발톱무좀은 옮기는 병이 아니고 본인의 신장과 간 때문이다. 간의 영양 상태가 약한 상태에 신장 열이 나가며 발톱을 태우면 발톱무좀이 된다. 즉, 간 기능이 약하고 신화(腎火) 때문에 생기는 현상이다. 허리통증은 직립 보행 하는 인간에게는 숙명과 같다. 그래서 10명 중 8명꼴로 최소한 한 번 이

상 허리통증을 경험한다. 그러므로 통증은 10대부터 80대 노인까지 성별, 연령 구분 없이 발병한다.

디스크 수술이란 섬유테를 밀고 신경을 누르는 디스크만 제거했을 뿐 척추 지지구조인 즉 디스크, 섬유테, 인대, 힘줄, 신경, 근육 등의 약화된 연부조직은 그대로 있기 때문에 재발 우려는 항상 존재하며 수술 후 후유증도 만만치 않다.

강성일 씨는 하루도 쉬지 않고 술을 먹었으므로 간과 신장이 뜨거워져 염증이 생겼으며, 밤에 충분한 잠을 자야 피가 만들어지고 간에 쌓이는데 잠이 부족하면 그러한 작용을 하지 못하였으므로 간 열도 생기고 신장에도 무리가 온 경우다. 강성일 씨가 평소 앓아온 고혈압, 전립선비대, 발톱무좀 등의 증상들은 거의 신장의 火로 인해 생긴 증상들이다. 신장의 火로 신장기능이 약해지면 피와 골수 생성이 저하되고 결국 활액막, 섬유테, 신경, 섬유테, 힘줄, 근육 등 척추와 무릎을 싸고 있는 연부 조직들이 약해져 무릎과 허리 통증의 원인이 되었기 때문에 강성일 씨는 신장기능과 간기능을 회복할 수 있는 한방요법을 시행하여 자연치유 되었다.

사례 2: 통풍약 복용과 무릎통증, 디스크

(김영구 사장; 안양시 동안구 호계동)

나는 막창을 팔고 있습니다. 막창을 오랫동안 숙성하여 내놓은 막창이 특별한 맛이 있고 열심히 한 덕분에 발 들일 틈 없이 손님이 꽉꽉 들어차서 눈코 뜰 새 없이 바쁩니다.

나는 두주불사(斗酒不辭)형이어서 어떤 손님이 권해도 술을 마다하지 않았으며 술을 권한 분들에겐 꼭 그만한 대접을 하였기에 그것도 한몫해서인지 손님들이 많았습니다. 그러한 날들이 계속되다 보니 날마다 술과 고기를 먹게 되었으며 체중도 과체중이고 발톱무좀이 있으며 상체로는 땀이 많아 남들이 보기에는 건강한 듯 보이지만 나는 하루하루 죽을 맛이었습니다. 그 이유는 나이에 걸맞지 않게 무릎의 통증과 허리는 끊어질 것 같은 통증 때문이었습니다.

그렇게 지내는 어느 날, 발가락이 붓고 심한 통증으로 한순간도 견딜 수 없어 혼자 걷지 못하고 부축을 받으며 병원에 가보니 통풍이라 했고, 무릎은 퇴행성관절염, 허리는 협착증이라며 우선 통풍약과 진통소염제를 주었습니다. 그렇게 약을 먹은 세월이 거의 3년이 지나고 나니 허리와 무릎의 통증이 갈수록 심해져 더 버틸 수 없을 것 같아 허리를 수술하였습니다. 허리는 수술하였어도 무릎과 통풍약은 계속 먹을 수밖에 없게 되었는데 통풍이 언제 재발할지 겁나고 또 무릎도 수술해야 한다는 사실이 마음에 걸려 한방요법을 10개월 시행 후 무릎과 허리의 통증이 좋아졌으며 발톱무좀과 통풍도 더 재발하지 않고 자연치유 되었습니다.

동양 의학적 자연치유

서구의학이 정의하는 통풍이란 우리 몸 안에서 요산이 과도하게 생산되고 이를 신장에서 제대로 걸러내지 못하여 생기는 질환이라고 한다.

통풍의 완전치료는 서구의학으로는 없고 신속하게 통증을 가라앉히는 진통소염제나 요산생성억제제뿐이다. 통풍의 근본 원인은 신장의 열(火)이 발가락으로 빠져나가는 현상이다. 신장의 열은 하체로 나가는 생리현상이 있으며 소변에 거품이 나오거나, 혈뇨, 단백뇨, 요로결석, 티눈, 발톱무좀, 족저근막염 등의 증상이 나타나는데 통풍도 그중에 하나다.

채소와 과일에 많이 함유된 칼륨은 알칼리성 원소로 몸 안에 흡수되어 소변을 알칼리화 시켜 몸 안에 축적된 요산을 쉽게 배출시켜준다.

통풍의 아픔은 체험해본 사람만 알 수 있는 엄청난 것이며 단순히 통증에만 국한되는 것이 아니고 관절이나 다른 질환에 관여한다. 김영구 사장은 기름진 음식은 피하고 알코올은 금지하였으며 신장의 화를 꺼주는 한방요법을 시행하여 통풍과 관절염이 자연치유 되었다.

사례 3: 요로결석으로 인한 무릎통증, 디스크

(문영길 씨; 서울시 강북구 수유동)

나는 소변을 자주 보며 무릎에서 소리가 나고 발톱무좀이 있으며 무릎과 허리가 아파져 오래 걷거나 엎드려 힘든 일을 하기 어려웠습니다… 나는 광고 하는 일을 10년째 하고 있으며 아침에 차를 타고 광고 업주들을 찾아다니면 저녁 무렵에나 끝나는 일이므로 차를 타고 있는 시간이 많았는데 그래서 그러는 것인지 소변을 자주 보며 소변이 시원치 않고 따끔거리는 통증도 함께 나타나 처음에는 전립선비대증인 줄 알았습니다.

그러던 어느 날 새벽 5시에 허리가 끊어질 것 같고, 칼로 에는 듯한 심한 통증과 구토 증상으로 119를 불러 대학병원 응급실에 실려 갔습니다. 여러 과정을 거친 검사결과는 요로결석이라 하여 체외충격요법으로 시술을 하고 퇴원했는데 한번 시술 하면 끝나는 줄 알았던 요로결석이 2년 간격으로 재발해 2번 의 시술을 더 했습니다. 서구의학으로는 정확한 원인은 정확히 알 수 없었고 또, 예방할 수도 없어 나의 마음 한구석엔 언제 재 발할지 늘 불안하였습니다. 그런데 나는 요로결석만 있는 것이 아니라 허리 통증이 심해 주사로 신경차단술을 이용해 우선 통 증만 멎게 하여 일을 하고 있으며 오랫동안 운전하면 무릎도 아파 진통소염제도 복용하고 있습니다. 그리하여 근본적인 원 인을 치료하기 위해 한방요법을 8개월 시행 후 무릎의 통증과 소리 나는 증상, 허리통증이 좋아져 차를 오랫동안 타고 일을 해도 문제가 없었습니다. 더구나 소변 자주 보는 증상, 발톱무 좀이 자연치유 되었고, 처음 이상 증상이었던 요로결석은 5년 이 지난 지금에도 재발이 없습니다.

동양 의학적 자연치유

서구의학이 정의하는 요로결석이란 소변이 배설되는 과정 에서 돌이 생긴 것을 말한다. 요로결석은 비뇨기과 질환 중 에서 매우 흔한 질환이다. 요로결석이란 말 그대로 신장, 요 관, 방광 등 요로에 돌이 형성되어 감염이나 요로폐색 등의 합병증을 유발한다. 그러나 요로결석의 근본 원인은 신장의 火다. 신장이 뜨거우면 그 뜨거운 열이 소변을 계속 가열하면 굳게 되고 더 시간이 흐르면 딱딱하게 굳어 돌이 된다. 또한, 신장의 火로 인하여 발생한 신장의 염증(炎症)은 골수가 부족하고 연골의 생성이 더디 되어 무릎과 허리에 문제를 일으킨다.

문영길 씨의 경우 신장의 火 때문에 나타나는 증상이므로 신장의 火를 꺼주는 한방요법을 시행하여 요로결석과 무릎의 통증, 디스크가 자연치유 되었다.

사례 4: 족저근막염과 무릎,허리 통증

(윤세화 여인; 경기도 안산시 상록구 본오동)

나는 38세로 결혼하고 중소기업 총무 겸 경리로 근무하고 있습니다. 비교적 젊은 나이인 25세에 대학을 졸업하고 입사하여 한 회사에서만 13년째 근무하고 있으며 그사이 결혼하고 아들, 딸, 남매를 두어 잘살고 있으나 나이에 비해 아픈 곳이 많습니다,

아침에 일어나면 발바닥이 아파 첫걸음을 걷기 힘들고 또 회사에 출근하여 정신없이 다니다 퇴근하여 집에 오면 발바닥이 뜨

거워 찬물에 담그고 식혀야 할 정도였습니다. 지금의 남편과 8년간 사귀다 결혼하였기 때문에 연애 기간이 꽤 길었으며 그러는 동안에 원치 않은 임신을 하여 인공중절 수술을 하게 되었고 그때마다 적절한 휴식을 취하지 못하고 출근한 적이 있었는데 온종일 일하고 퇴근하면 몸이 붓고 소변을 자주 보며 무릎과 허리가 아파 그때마다 진통제를 복용하고 견디며 지금까지 지내왔습니다, 발바닥이 뜨겁고 아파 견딜 수 없어 검사해보니 발바닥이 아픈 증상은 족저근막염이라 하여 체외충격요법으로 시술을 받고 왔으나 2주일도 지나지 않아 재발하여 큰 실망을 하였고 특히 무릎과 허리의 통증은 수술해야 하는 걱정과 더 이상 회사생활을 못 하지 않을까 하는 걱정만 쌓여, 지인의 소개로 한방요법을 시행하게 되었습니다. 나는 젊어서 그런지 4개월 후 발바닥이 뜨겁고 아픈 증상이 좋아졌으며 6개월 후에는 무릎과 허리도 자연치유 되었습니다.

동양 의학적 자연치유

족저근막염은 서구의학적으로 설명할 수 없고 근본적인 원인은 신장의 火다. 즉 신장이 뜨거우면 그 뜨거운 열이 발바닥으로 내려가 발바닥을 뜨겁게 하고 더욱 진행되면 아프게 된다. 보통 물질이 열에 닿으면 딱딱해지고 굳어지는 성질처럼 신장의 열로 인하여 발바닥이 딱딱하고 굳어지는 느낌을 통증으로 여긴다.

윤세화 여인에게 신장의 火가 있게 된 원인으로는 인공유산을 할 때 전신마취를 한 때문이거나 유전적인 소인이다. 전신마취를 하게 되면 신장도 마취를 당하게 되어 신장기능이 약하게 될 확률이 높다.

서구의학적으로 족저근막염을 치료할 의약품은 없고 체외충격요법이나 진통소염제를 복용하는 방법뿐이다. 그러나 근본적인 방법은 신장의 화를 꺼주어야 한다. 화병(火病)이란 심장에만 적용되는 것이 아니라 간과 신장에도 적용된다. 신장의 火 때문에 신장기능이 약해져 골수가 부족하여 연골생성이 더디 되어 무릎과 허리에 문제가 생겼고 족저근막염의 근본 원인이 되었으므로 윤 여인은 신장의 火를 꺼주는 한방요법을 시행하여 자연치유 되었다.

사례 5: 무지외반증과 무릎, 허리 통증

(유인숙 여인; 충남 천안시 서북구 두정동)

나는 45세로 천안에서 제법 큰 마트를 운영하고 있습니다. 마트 정리는 직원들에게 맡겨도 계산대만큼은 남편과 번갈아 맡기 때문에 오래 서 있는 시간이 많았습니다. 40대 초반부터 오래 서 있으면 발바닥이 뜨겁고 아프며 무릎과 허리의 통증으로 매일 병원에 다니다시피 했습니다. 그러나 주사 맞고 약 먹을 때 잠시만 괜찮지 시간이 지나면 무릎, 허리의 통증은 물론 하이힐을 신지 않았는데도 불구하고 엄지발가락이 튀어나와 아프기 시작했으며 엄지 쪽으로 휘어져 보기가 흉할 뿐만 아니라 헐렁한 슬리퍼를 신어야 편하지 꽉 쪼이고 예쁜 신발은 통증 때문에 엄두를 내지 못했습니다.

그래서 검사해보니 발가락은 무지외반증이라 하고 무릎과 허리 통증은 몸무게를 빼야 한다는 말만 듣고 돌아왔습니다. 무지외반증이 더 진행되면 튀어나온 뼈를 깎아내야 한다고 했습니다. 여러 방법을 시도했지만 좋아지지 않았고 또 발가락을 수술한다는 것이 용납되지 않아 한방요법을 시행한 6개월 후 무지외반증은 더 진행되지않았고 무릎과 허리의 통증도 자연치유 되어 온종일 계산대에 서 있어도 아프지 않게되었습니다.

동양 의학적 자연치유

무지외반증의 근본적인 원인은 신장의 火 때문이다. 많은 콩팥의 작용 중 조혈 호르몬을 공급해 피를 만드는 장부로서 신수를 공급하고 신수는 골수. 척수. 치수. 뇌수를 공급한다. 골수는 무릎관절을. 척수는 척추를. 치수는 잇몸을. 뇌수는 뇌를 주관한다.

신장은 소변. 생식계통. 허리. 무릎. 고관절. 발목. 발가락 까지 주관한다. 그런데 신장이란 미련한 장기인지라 신장의 기능이 80-90% 이상 망가져 크레아틴 수치가 2.0mg/dl 이 넘으면 신부전이라 한다. 이때는 이미 현대의학으로는 치료할 수 없고 투석을 기다릴 뿐이다. 지진이 일어나기 전 전조증상이 일어나듯 신장기능이 나빠지면 소변을 자주 보고, 소변에 거품이 있고, 혈뇨나 단백뇨가 나오고, 발톱무좀이나 티눈이 나타나고, 통풍이나 요로결석이 있다.

신장기능이 나빠진다는 것은 신장에 火가 있기 때문이다. 신화(腎火)란 신장에 열이 있다는 뜻이고 신장 열이 더 많아지면 뜨거워지고 염증(炎症)이 생긴다. 신장 열은 하체로 나가는데 엄지발가락으로 뼈를 뚫고 나가면 통풍이고, 신장의 열이 발가락으로 나가며 뼈가 튀어나오는 증상이 무지외반

증이다. 그러므로 유 여인의 신장의 열을 꺼주고 신장기능을
회복시키는 한방요법을 사용하여 무릎과 허리가 좋아졌고
신장의 火가 꺼져 무지외반증이 더 진행되지 아니하고 자연
치유 되었다.

5) 다섯 번째, 잘 때 허리가 아파 오래 누워있지 못하는 신허요통

요통은 척추의 수핵이 빠져나와 섬유테를 건드려서 나타나
는 통증이 대부분이지만 척추디스크 때문이 아니고 척추의
병과 관계없이 나타나는 통증이 신허요통이다.

무릎과 허리는 신장(콩팥)에 속하므로 노화, 과도한 성관
계. 과로 등으로 인해 신장의 기능이 약해지면 허리가 약해
지고 통증이 생기기 쉽다. 그러므로 무거운 것을 들어 올
리거나, 무거운 것을 밀다가 삐끗해서 생기는 요통도 신장
의 기가 허약한 사람에게 잘 생긴다. 신허요통은 엑스레이
(X-RAY), 엠알아이(MRI) 검사 상에서 나타나는 것이 아닌
데다 디스크로 판명이 되지 않기 때문에 시간이 지날수록 증
상이 더욱 악화될 가능성이 높다. 여자들도 마찬가지로 산후

조리를 잘못하였거나, 신장이 튼튼하지 못한 경우, 인공유산 등을 자주 한 여자들에게서 많이 발생한다. 나이를 먹어가며 특별한 원인 없이 과로 후에 어김없이 허리가 아프다가 쉬어야 통증이 줄어든다면 신장의 기능이 약해졌다고 볼 수 있다.

신장의 기능이 떨어져서 통증이 계속된다면 '신허요통(腎虛腰痛)'이라 한다. 아침에 일어날 때 허리가 뻐근하고 통증 때문에 오래 누워있지 못하고 일어나야 하는 증상이 나타나고 다리도 아프면서 힘이 없어지는데, 심하면 무릎이 시큰거리고 통증이 온다. 신장기능이 약해지면 우선 하초의 양기가 부족해지고, 스태미나가 부족해지며, 무릎이 약해지고, 허리 신경과 근육을 비롯해 뼈까지 약해지며, 배뇨에 문제가 있고, 성욕이 떨어진다.

사례: 신장기능 저하로 인한 신허요통

(박상우 씨; 경남 통영시 도남동)
나는 키 173cm에 체중 70kg으로 평소 운동도 잘하고 몸도 건장해 남이 보기에는 아프지 않을 것 같지만 정작 나는 남다른 요통으로 고생하고 있습니다. 나는 소변을 자주 보고 무릎이 약하며 발에 각질이 생기고 나이에 비해 정력이 약한 것 외에는 아픈 데가 없어 전혀 약도 먹지 않고 있지만 운동하거나 걸을 때면 허리가 전혀 아프지 않다가 피곤하여 빨리 자거나 늦게 잠자리에 들어도 어김없이 새벽 3시면 허리가 아파 일어나야 하는 증상에 너무 고통스러워 검사해보니 검사에는 아무런 이상이 없다고 하며 진통소염제를 처방해주어 먹어 보았으나 아무런 효과가 없었습니다. 특히 부부관계를 한 날에는 더욱 심하여 일어나 한참을 허리를 움직이는 운동을 한 다음 다시 자곤 했습니다. 병명도 나오지 않고 원인을 모르기 때문에 계속 진통소염제를 먹을 수도 없고 속 시원히 수술 할 수도 없어 어떤 조치를 취해야 할지 고민하다 한방요법을 6개월 시행한 후 허리가 아프지 않고 아침 6시까지 누워 있을 수 있었으며 소변을 자주 보는 증상과 발 각질도 자연치유 되었으며 정력도 좋아졌습니다.

동양 의학적 자연치유

우리 몸에 허리가 약하거나 아프면 성생활은 물론이고 서서 일하기 힘들고 또한 오래 앉아서 운전하거나 근무하기도 힘들다. 또한 다리의 힘도 약해지고 오래 걷거나 뛰기도 어렵다. 허리부터 발가락까지 신장이 주관한다. 신허요통(腎虛腰痛)이란 글자 그대로 신장이 허해서 나타나는 요통을 말한다. 신장이 허하다는 것은 신장기능이 약하다는 뜻이니 신장기능을 회복하여야 한다.

신장기능만 강화하는 한방요법이 있고 신화(腎火) 현상 즉 신장의 열을 꺼주는 한방요법이 있다. 축구에서 미드필드가 강해야 경기를 잘 풀어나갈 수 있듯이 신장이 건강해야 관절은 물론이고 사는 날까지 건강을 유지할 수 있다. 그러므로 신장기능이 약하여 나타나는 전조증상을 미리 알고 대처하면 관절염으로 고생하지 않는다.

*소변을 자주 보고 거품이 나오며 단백뇨, 혈뇨가 있다.
*방광염. 요도염. 요실금. 전립선비대 증상들이 있다
*발톱무좀이나 무좀이 있다
*티눈이나 발 각질화가 자주 생긴다
*발바닥이 열나고 뜨거우며 아픈 족저근막염이 있다
*발에서 땀이 많고 냄새가 나며 무지외반증이 있다
*통풍이나 요로결석이 있다

　박상우 씨는 소변을 자주 보고 발에 각질이 심하며 정력이 약한 증상이 있는 것으로 보아 신장기능이 약하므로 신장의 기능을 회복시키는 한방요법을 시행하여 신허요통이 자연치유 되었다.

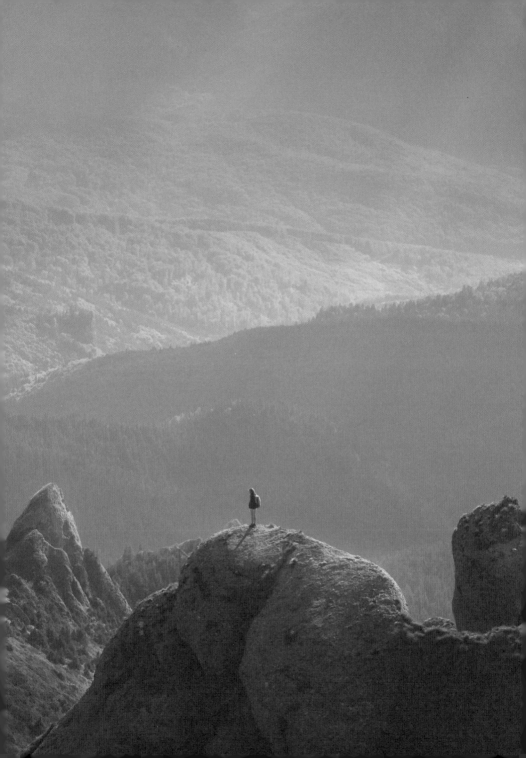

간과 관절과의 관계

01 간

1) 간의 기능

침묵의 장기라고 불리는 간은 몸의 해로운 독소들을 해독해주고 효소를 만들며 몸의 정화 필터 역할을 해주는 등 여러 가지 화학반응을 하는 장기이지만 자기 기능이 절반 이하로 떨어져도 특별한 증상을 나타내지 않는 침묵의 장기다. 간은 소화액인 담즙을 분비하고 탄수화물, 단백질, 지방을 대사 시킨다. 또한, 에너지 대사에 중요한 글리코겐과 지용성 비타민을 저장하고 단백질 및 혈액응고 인자를 합성하며 혈액에서 노폐물과 독성물질을 제거하여 혈액량을 조절하여 노쇠한 적혈구를 파괴한다.

탄수화물 대사: 간에서는 글리코겐을 저장하기도 하고 포도당의 합성을 담당한다. 혈당을 조절하는 대표적인 호르몬인 인슐린과 글리코겐도 모두 간에서 작용하고 있다. 간은 포도당의 완충작용을 하며 음식 섭취 후나 공복 시에도 혈당이 일정 범위 내에서 조절한다.

지방대사: 지방산은 베타산화에 의해 산화되면서 에너지를 생성하게 된다.

단백질대사: 간에서는 아미노산 대사 아미노산의 합성 등 다양한 아미노산으로의 상호 전환 등의 역할을 하고 있다. 당 대사를 조절해 필요한 에너지를 공급하고 신장의 조혈 호르몬 도움으로 피가 생성되어 간에 저장되며, 먹은 음식물 또한 비, 위에서 피로 생성되어 간에 저장된다. 이러한 작용이 여의치 않아 간에 피가 충분히 저장되지 못하면 간의 기혈이 뭉쳐 간 열이 생긴다.

2) 간열이 생기는 원인

*선천적으로 간의 기능이 약하게 태어났을 때

*쉬지 않고 과로하며 스트레스를 받을 때

*시부모님을 모시고 사는 경우와 같은 지속적인 인간관계로
 인해 속을 썩으며 스트레스를 받을 때

*간에 열 받는 열 물을 오랫동안 먹을 때(옻.꿀.인삼.녹용 등)

*지속적으로 과다한 술을 섭취하였을 때

*水生木(수생목) 즉, 신장이 간을 돕지 못할 때

*충분한 음식을 섭취하지 못해 간에 저장되는 피가 부족할 때

*간염이나 지방간 등 간질환이 있을 때

*진통제. 항생제 등 유해한 약물을 지속적으로 복용하였을 때

*충분한 잠을 자지 못하고 힘든 일을 할 때

3) 스트레스는 간 질환을 유발한다

스트레스란 우리가 인식하지는 못하지만 건강한 상태를 유지하기 위해 우리 자율신경계는 적절히 반응하도록 일하고 있다. 하지만 이러한 자동조절 시스템이 극복하지 못할 정도로 심리적, 신체적 과부하가 걸리면 자율신경 이상 증상이 나타난다. 이를 스트레스 때문이라고 말한다.

지속적이고 과도한 스트레스를 받게 되면 자율신경과 호르몬을 주관하는 시상하부가 우리 몸이 비상상태에 처해 있는 것처럼 착각하고 코르티솔과 아드레날린을 과잉 분비하여 신체 각 부위를 자극하고 흥분시킨다. 하여 간에 혈액공급이 저하되고 간은 기능이 항진되어 열이 발생한다.

과로와 스트레스는 교감신경의 과도한 긴장을 유발하고 흥분계 호르몬이 분비되면 과립구가 과잉 형성돼 강력한 독성을 지닌 활성산소가 증가한다. 이로 인해 세포나 조직이 파괴돼 노화가 촉진되고 몸의 독소가 증가한다. 활성산소가 증가하면 간의 항산화 기능에 부담을 주어 스트레스 조절능력이 떨어지고 간 수치가 올라가고 간염, 간 경화, 지방간 등의 간 질환을 유발하여 다음과 같은 증상들이 나타난다.

*간은 눈과 관계가 있으므로 눈의 충혈, 안구건조증, 백내장, 녹내장, 황반변성 등 눈에 문제가 생긴다.

*자주 피곤해하고 성격이 까칠해진다.

*역류성 식도염으로 가스가 차고 더부룩하다.

*담석증, 턱관절, 갑상선기능저하증, 어깨관절, 이명, 우울증의 원인이 된다.

*간열은 심장열을 유발하여 목디스크, 심장병, 불면증을 일으킨다.

*여성은 유방암 자궁근종이 생긴다.

*담석증의 원인이 된다.

*어깨 근육이 자주 뭉치고 등에 통증을 유발 한다.

4) 자생력이 떨어져 간 기능이 약해지면 나타나는 증상

*과도한 음주를 지속하면 술이 깨지 않고 알코올성 간염이 된다.

*배에 가스가 차고 더부룩하며 입에서 냄새가 난다.

*눈의 흰자위와 피부가 노랗게 변한다.

*이유 없이 피로감이 지속되고 기운이 없다.

*나이에 맞지 않게 여드름이 난다.

*몸, 가슴, 배에 붉은 혈관이 보인다.

*우상 복부에 통증이 느껴진다.

*구역질이 자주 나타나고 화를 잘낸다.

*잇몸 출혈이 잦고 이유 없이 체중이 감소한다.

*오른쪽 어깨가 불편해서 돌아누워 잔다.

*남성은 성 기능이 떨어지고 유두가 커진다.

*상처가 잘 낫지 않고 오래간다.

*손톱무좀, 발톱무좀이 있다.

*겨드랑이나 사타구니에 땀이 많다.

*피부 알러지가 잘 생긴다.

*눈 충혈, 턱관절, 유방암, 자궁근종이 있다.

*어깨통증이 있으며 등이 아프고 결린다.

*안구건조증, 백내장. 녹내장, 황반변성이 있다.

02 간열이 생기면 나타나는 질환과 관절과의 관계

1) 첫 번째, 스트레스로 인한 간열은 유방암을 유발하고 자궁출혈과 고관절의 통증을 유발한다

갑상선 암을 제외하고 여성에게 가장 흔하게 생기는 암이 유방암이다. 서구의학에서는 아직 확실한 원인을 밝히지 못하고 식단이나 여성호르몬과 관계가 있을 것이라 추측할 뿐이다. 유방에는 많은 종류의 세포가 있는데 유관 세포가 암으로 가장 잘 변한다. 유관 세포는 젖을 유두로 운반하여 젖줄 세포라 부르고 여성호르몬인 에스트로겐의 자극을 받아 비정상적으로 분화하면 암이 된다.

자가 유방암의 진단

*유방에 잡히는 멍울이 없는지
*유두에서 분비물은 없는지
*유두의 모양이 달라지지 않았는지 확인한다
울퉁불퉁하고 딱딱한 멍울이 잡히며 잡았을 때 피 섞인 분비물
이 나오거나 유방의 피부가 귤껍질처럼 우둘투둘하면 암을 의
심한다.

사례: 스트레스성 간열로 인한 어깨,고관절 통증

(송지숙 여인; 서울시 강남구 압구정동)

나는 28세 때 내로라하는 집안의 자녀와 결혼하였습니다. 외
아들로 태어난 남편은 귀하게 자란 탓인지 시머머니에게는 순
종형 이었으나 나에게는 낙제점이었고 허구한 날 술 먹고 들어
와 주사가 심했으며 여자관계까지 복잡해 아내인 나로서는 도
저히 참을 수 없었지만 사랑스러운 자녀들과 가정을 지키기
위한 일념으로 누구에게 터놓고 이야기하지 못하고 가슴앓이
를 하며 홀로 참고살 수밖에 없었습니다.

경제적으로는 여유가 있어 힘든 일을 하지 않았는데 어깨가 아
프고 등이 결리며 엉치뼈가 아파 땅바닥에 앉아 있기 힘들 뿐

만 아니라 허리가 아파 오래 운전하기 힘들었습니다. 또, 불안하고 초조하여 잠이 오지 않았으며 가슴에 멍울 같은 게 만져져 검사 한 결과 유방암 초기라 하여 재검사를 해보자고 했습니다. 그리하여 불안한 마음으로 재검을 기다리던 중 이유 없이 출혈이 심해 검사해보니 자궁근종으로 판명되었습니다. 나는 불면증, 유방암, 자궁근종, 고관절 통증, 어깨통증 등 질병에 따라 거기에 맞는 병원을 찾아다니는 것이 너무 힘들어 어떻게 해야 할지 고민하던 중 스트레스를 풀기 위해 나에게 맞는 스포츠댄스를 하면서 한방요법을 시행하게 되었습니다. 시행한 지 6개월이 지나니 자궁출혈과 고관절, 어깨통증이 자연치유 되었고 8개월이 지나니 불면증이 좋아졌으며 12개월 후 검사해보니 유방암이 더 발전되지 않았고 자궁근종도 줄어들었다고 하였습니다.

동양 의학적 자연치유

나무(木)는 물(水)이 있어야 자라듯 간(木)도 신장(水)의 도움이 있어야 건강이 유지되고 상생의 법칙이 적용된다. 그러나 이러한 법칙이 적용되지 않으면 간이 열 받게 된다. 또한, 과도하고 지속적인 스트레스를 받게 되면 간의 기와 혈이 뭉쳐 간에 피가 쌓이지 못하고 간열이 생기며 간열이 상체로 올라가 유방, 턱, 어깨, 갑상선, 눈에 문제를 일으키고 하체로는 고관절, 자궁에 문제를 일으킨다.

옛 말에 미인박명(美人薄命)이랄까 재색을 겸비한 송지숙 여인은 결혼하여 지속적인 스트레스로 인하여 어깨 통증과 등이 결리며 고관절의 통증으로 고생하던 중 유방암 초기 증상과 자궁근종으로 출혈 증상까지 동시에 발생하게 되었다.

이러한 증상의 원인은 스트레스로 생긴 간열 때문이다. 그러므로 스트레스를 받으면 홀로 삭이려 하지 말고 대화나 운동, 노래, 춤 등으로 화를 삭여야 하는데 그렇게 하지 못했다. 송지숙 여인은 간에 쌓인 열을 한방요법으로 꺼주고 스포츠댄스를 하면서 더 이상 스트레스가 쌓이지 않도록 하여 고관절, 어깨통증은 물론 유방암, 자궁근종도 자연치유 되었다.

2) 두 번째, 지속적인 스트레스로 인한 간열은 자궁근종, 어깨 통증, 고관절의 통증을 일으킨다

자궁근종이란 자궁의 근육세포에서 생기는 종양으로 자궁에서 흔히 발생하는 양성 종양이며 호르몬 특히 에스트로겐의 영향을 받으며 여성에게 비교적 흔한 질병으로 가임기 여성에서도 발견되지만, 특히 35세 이상의 여성 중 40~50%가 발견된다. 자궁 평활근종의 원인은 아직까지 정확하지 않으며 자궁의 평활근을 이루는 세포 중 비정상적인 세포의 증식이 자궁근종을 형성하는 것으로 추정될 뿐이다.

자궁근종은 30대 이후 여성들에게 흔하게 나타나는 질환으로 여성들에게는 중요한 장부이지만 자궁적출 수술을 가볍게 생각하는 경우가 대부분이다. 자궁근종을 가지고 있는 여성들은 더 이상 아이를 낳을 것도 아니므로 "자궁이 필요하겠느냐"라는 생각으로 자궁을 떼어버리는 경우가 많은데 이는 큰 오산이다. 자궁적출 수술을 하면 난소로 가는 큰 혈관을 잘라 혈액공급이 저하되므로 2-3년 후에는 난소도 서서히 퇴화되어 남성호르몬, 여성호르몬, 황체호르몬 분비가 감소되어 급격히 노화가 빨리 오거나 갱년기 장애가 빨리 와 여

성 호르몬제를 먹어야 하고 또 그에 따른 부작용도 감수해야
한다.

사례: 스트레스로 인한 자궁적출 수술 이후 어깨, 무릎 통증

(허지숙 여인; 부산시 동구 초량동)

나는 남편의 사업 부진과 아들의 입시 실패로 누구에게 말도
못 하고 혼자 삭이며 화를 풀지 못하니 가슴이 답답하고 어깨
가 아프며 오른쪽으로 누워 자기가 불편하였고 저녁에는 소변
을 자주 보며 잠을 설치는 경향이 있었습니다. 또한, 다이어트
실패로 체중을 줄이지 못하여 허리와 무릎이 아파 힘든 일을
하지 못하였고 자고 나면 붓는 증상이 있어 웬만하면 참아보려
고 하였지만, 무릎과 허리의 통증으로 활동하기 힘들어 검사해
보니 허리는 요추4-5번 디스크가 탈출되었다고 수술을 권해
수술하였고 무릎은 퇴행성관절염이라며 약을 처방하여 먹고
있습니다. 그렇게 고생하던 중 자궁에서 출혈이 있어 병원에
가보니 자궁근종이라며 자궁적출 수술을 해야 한다고 했습니
다. 전부터 가끔 자궁출혈이 있었기는 하지만 폐경기에 가까워
지면 흔히 나타나는 증상이라 생각하여 대수롭지 않게 생각하
여 지금까지 견디었으나 출혈이 점점 심해져 결국은 자궁적출

수술도 하게 되었습니다. 그리하여 호르몬제, 진통소염제, 칼슘제 등을 먹고 있으나 또 무릎까지 인공관절 수술을 할까 봐 걱정되어 한방요법을 6개월을 시행한 후 눈의 충혈과 어깨통증이 사라졌으며 붓는 증상이 좋아져 체중이 6kg 줄었고 무릎과 허리의 통증도 자연치유 되었습니다.

동양 의학적 자연치유

신장 화(腎臟火)로 생긴 신장열과 스트레스로 인한 간열(肝熱)은 자궁 쪽으로 나가며 고관절염과 자궁근종이 생기고 또 간열은 상체로 올라가 유방암, 턱관절, 어깨관절, 갑상선, 눈에 문제를 일으킨다.

허지숙 여인이 허리통증, 무릎관절, 고관절, 자궁근종이 발병한 이유는 신장 열과 스트레스로 인한 간열 때문이다. 신장열과 간열은 하체로 대퇴골두를 지나가며 대퇴골두 무혈성 괴사가 되어 허리가 아프고 뒷다리가 댕기며 양반다리를 하고 땅바닥에 앉아있기 힘들다. 허지숙여인은 신장 열과 간열을 꺼주는 한방요법을 시행하여 위의 모든 증상이 자연치유 되었다.

3) 세 번째, 과도하고 지속적인 스트레스로 턱관절, 어깨통증, 안구건조증이 발생한다

턱관절은 음식물을 씹을 때 지렛목 역할을 하는 중요한 관절이며 아래턱뼈. 머리뼈 사이에 관절 원판, 인대, 근육 등으로 이루어졌다. 이중 관절 원판은 뼈와 뼈가 직접 만나 움직일 때 생기는 충격을 방지하는 완충 역할을 하는데 관절 원판의 정상위치를 벗어나거나 마모되었을 때 턱관절 장애가 발생한다. 관절 원판이 앞으로 빠지면 턱이 잘 벌어지지 않고 관절 뒤에 있는 조직이 자극을 받아 염증이 생겨 통증이나 부종이 생긴다.

턱관절 초기에는 입을 벌리거나 다물 때 또는 좌우로 움직일 때 귀 앞에서 소리가 난다. 증상이 진행되면 입을 벌릴 때 관절이 걸려 입이 잘 벌어지지 않아 옆으로 틀어 벌리게 되고 심각한 경우 손가락이 들어갈 수 없을 정도로 입을 벌릴 수 없게 된다. 때로는 관절 주변의 근육염으로 턱관절에 이상이 생기기도 하는데 이러한 증상을 종합하여, 턱관절 장애, 악관절장애라고 하며 서구의학적으로는 아직 근본 원인을 밝혀내지 못하고 있다.

127

사례: 다이어트와 스트레스로 인한 턱관절,어깨 통증

(고정현 양; 서울시 은평구 진관동)

나는 24세로 대학 졸업 후 취업준비 때문에 체중을 줄이려고 여러 가지 방법을 시도하여보았지만, 요요현상으로 실패를 거듭하여 스트레스를 많이 받았습니다. 그리고 경제적인 문제 때문에 얼굴 성형도 하지 못하였으며 또, 해외 어학연수도 하지 못하는 등 취업에 필요한 여러 가지 문제들이 준비되지 못해 스트레스가 쌓여 속으로만 애를 태우고 고민하다 결국 식사도 제대로 못 하고 잠을 못 자는 날이 많았습니다. 그래서 그러는 것인지 늘 피곤하고 눈이 건조하며 어깨가 아팠습니다.

그러한 상황으로 몇 달이 지나니 입을 벌리고 아물 때 소리가 나고 통증이 심해 음식을 먹을 수가 없어 진통제와 근이완제를 먹어 보았지만 좋아지지 않아 검사해 보았더니 턱관절 장애라 하였습니다. 그래서 몇 개월간 약을 먹으며 치료를 받아 보았지만 좋아지지 않아 고민하다가 한방요법을 시행하였는데 시행한 지 4개월 후 어깨통증, 안구건조증이 좋아지더니 6개월 후에는 불면증과 턱관절도 자연치유 되어 취업에 성공하게 되었습니다.

동양 의학적 자연치유

턱관절의 근본 원인은 간열이다. 지속적이고 과도한 스트레스를 받게 되면 자율신경이 조절 안 되어 교감신경이 활성화되면 간이 이상 항진되어 기혈이 뭉치고 간열이 발생한다. 간열은 위로 올라가 가슴, 어깨, 갑상선, 턱, 눈에 문제를 일으킨다.

고정현양은 여러 가지 현안들이 스트레스로 작용하였고 또, 몸의 원동력인 먹어야 피가 되고 살이 되는 음식을 섭취하지 못해 간이 열을 받게 되었다. 그리하여 간열은 유방, 턱, 어깨, 눈으로 빠져나가며 문제를 일으키는데 고양 역시 턱관절과 어깨, 안구건조증에 문제가 일어났으므로 간열을 꺼주고 혈을 만들어주는 한방요법을 사용하여 자연치유 되었다.

4) 네 번째, 신장열과 힘든 일, 스트레스 때문에 간열이 생기고 그로 인해 하지정맥류, 무릎 통증, 디스크가 발생한다

하지정맥류는 다리의 혈액순환 장애로 발생하는 대표적 질환이다. 하지정맥류는 초기에 가느다란 붉은 혈관과 푸른 혈관이 거미줄처럼 엉켜 있다가 심해지면 혈관이 뱀처럼 구불구불하게 엉켜있는 모양으로 나타난다. 피부 위로 도드라진 굵은 혈관은 미관상 좋지 않고 다양한 통증을 동반한다.

일반적인 증상으로 한쪽 다리에 피로감이 들거나 이유 없이 멍이 잘 들고 무릎과 종아리, 발목 부위가 쥐어짜는 듯한 통증이 느껴지면 하지정맥류일 가능성이 높다.

서양 의학적인 원인은 정확하지 않고 굽이 높은 구두를 신고 오래 서 있거나 하체에 하중을 주는 물건을 들고 오랫동안 노동을 하면 생긴다고 하나 정확한 원인을 밝혀내지 못하고 있다.

사례: 신장열과 스트레스로 인한 간열, 하지정맥류, 디스크

(곽영미 여인; 인천시 계양구 작전동)

나는 식당을 운영하면서 주방, 홀, 계산대까지 혼자 관리하며 하루 내내 서서 일합니다. 본태성 고혈압이 있고 소변을 자주 보며 발바닥에 각질이 많고 어깨를 짓누르는 통증과 눈에 충혈이 잦았으며 늘 허리의 통증 때문에 고통이 심했으나 일이 많아 피곤해서 그러는 줄 알고 살았습니다. 또한, 장단지가 댕기고 아프며 거미줄처럼 가느다란 혈관이 나타났다가 포도송이처럼 부풀어 올라 더 이상 서서 일할 수 없어 검사해보니 하지정맥류라 하였고 허리는 요추4-5번 사이 디스크라 하며 더 심하면 수술을 하여야 한다고 해서 우선 하지정맥류만 수술하게 되었습니다. 며칠 요양하고 가게를 하려고 하니 허리가 아파 더 이상 가게를 할 수 없었고 정맥류도 재발할 것 같아 디스크와 정맥류 두 가지를 치유하는 방법을 찾던 중 한방요법을 선택하였는데 4개월 후 어깨통증과 눈 충혈이 없어졌으며 6개월 후에는 소변 자주 보는 증상과 고혈압이 정상이 되었고 8개월 후에는 디스크가 자연치유 되었으며 5년이 지난 지금에도 하지정맥류의 재발은 없었습니다.

동양 의학적 자연치유

하지정맥류의 근본 원인은 혈관이 수축하면 근육이 경직되고 심장으로 돌아가야 할 혈액이 혈액순환이 원활하지 못해 종아리나 허벅지의 정맥혈관에 머물러 나타난다.

간은 피를 저장하였다가 정맥으로 일정하게 공급하는데 스트레스로 생긴 간열로 인하여 어깨통증과 눈의 충혈이 왔으며 또, 간의 기. 혈이 뭉쳐 일정하게 피를 공급하지 못한 상태가 되었다. 그러한 상태에 신장의 火로 인한 열이 하체로 작용하면 혈관이 부풀어 하지정맥류가 되었다.

동양의학의 필독서 황제내경에 의하면 신장은 하체 무릎, 허리, 발목, 발가락 관절에 작용한다고 하였고 서양의학의 백과사전에는 신장은 조혈 호르몬을 공급하여 적혈구를 생성 골수를 만들고 골수는 활액막. 연골. 디스크. 수핵. 섬유테 등을 재생하여 뼈에 관여한다고 했다.

하여 곽영미 여인은 신화(腎火)를 다스려 신장기능을 회복하고 간열을 다스리는 한방요법을 시행하여 자연치유 되었다.

5) 다섯 번째, 소통하지 못한 소심함은 스트레스가 되어 갑상선기능저하증을 일으킨다

갑상선호르몬은 신진대사를 조절하고 장작처럼 몸에 열을 내는 역할을 한다. 갑상선호르몬은 갑상선에서 생성돼 혈관을 타고 온몸으로 퍼지면서 몸속 모든 기관의 기능을 조율한다. 또한, 섭취한 영양소를 에너지로 바꾸고 체온을 일정하게 유지시키며 총 대사량을 늘리고 체내 불필요한 물질을 배출하는 일을 하는데 갑상선 기능저하증이 되면 추위를 많이 타고 행동이 느려지며 체중이 늘고 심장박동 수가 줄어든다. 갑상선 호르몬 분비가 증가하면 갑상선기능 항진증이 되며 몸에 열이 많이 나고 땀이 많이 나며 체중이 이 줄어들고 심박출량이 늘어난다.

세월이 흐를수록 세월은 더 복잡해지는데 그에 따라 사람들의 생각과 가치관은 혼란을 겪게 되고 본능적으로 마음의 문을 굳게 닫아 남에게 인색하게 된다. 마음의 문을 좀 더 열어 이웃과 가까이 지내고 주변 일에 대하여 이해하도록 노력하고 소통해야 마음에 스트레스가 풀어지고 간에 열이 생기지 않아 갑상선에 문제가 생기지 않는다.

사례: 스트레스로 인한 갑상선기능저하증과 어깨 통증

(구상아 여인; 경기도 화성시 동탄1동)

나는 법이 없어도 살 수 있는 착한 사람이라고 뭇 사람들은 말하지만 내심으로는 내가 옳다고 생각하는 것은 누구도 고집을 꺾을 수 없을 정도로 융통성이 없어 나 자신도 스트레스를 받고 있으면서도 어찌 풀지 못하고 혼자 삭이고 있습니다. 여러 친구와 만나 수다도 떨고 술도 먹으며 노래방도 가고 싶은데 내 마음대로 되지 않으니 나도 답답합니다. 그래서 나의 성격을 고치려고 노력을 해보았지만, 왕따 당하는 기분만 들어 중지하였습니다.

그렇게 살다 보니 목이 답답하고 멍울이 잡히는 것 같고 우울하며 어깨가 심히 아프고 추위를 많이 타며 체중이 늘어 움직이기 싫고 불안하여 우울증이 생겼고 숨이 차는 증상도 있어 검사해보니 갑상선기능 저하증이라 하였습니다. 그래서 갑상선기능저하증 약을 복용하여 보았지만, 어깨통증과 우울증은 없어지지 아니하여 한방요법을 8개월 사용한 결과 갑상선기능저하증과 어깨통증이 자연치유 되었고 우울증은 운동과 마음 평온 요법을 겸하는 피나는 노력 끝에 18개월 만에 좋아졌습니다.

동양 의학적 자연치유

육체의 각 오장육부와 사지육신은 자신을 아낌없이 내어주는 대자연처럼 이타심의 결정체로 서로 도와주는 상생 관계를 유지해야 생명이 유지된다. 스트레스는 화병의 원인이 되며 만병의 근원이므로 건강한 삶을 위해서 화가 쌓이지 않도록 그때그때 스트레스를 풀어 간에 기혈이 뭉치지 않도록 해야 한다.

구상아 여인은 아래와 같은 방법을 이용하여 스트레스를 풀고 간열을 꺼주는 한방요법을 시행하여 자연치유 되었다.

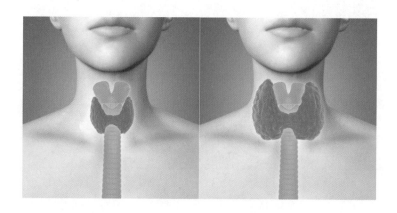

스트레스를 푸는 방법

*30분 이상 무작정 걷기

*매일 정기적으로 단전호흡을 하기

*스트레스를 긍정적으로 생각하기

*피해 본다는 생각 없애고 명상하기

*가족, 친구와 친밀하게 지내기

*반신욕, 족욕 하기

*잠들기 전에 행복감 불어넣기

*화는 반드시 풀고 즐거운 기분 유지하기

*과도한 책임감 갖지 않고 적절한 의사 표현 하기

*식사를 제대로 하기

*식습관 바로잡기

6) 여섯 번째, 지속적인 스트레스와 힘든 일, 과음은 간 열이 발생하여 녹내장으로 발전한다

녹내장은 원발개방각 녹내장과 폐쇄각 녹내장으로 나눈다. 원발개방각 녹내장은 눈 속에 흘러 다니는 방수가 눈 바깥으로 빠져나가는 배출로인 "섬유주"가 막혀 안압이 올라가는 것이며 여기서 방수란 모양체에서 생성돼 눈을 채우는 액체이다.

폐쇄각 녹내장은 섬유주가 막히지는 않았지만, 방수가 나오는 길인 "섬모체"가 막혀 안압이 상승하는 것이다. 녹내장은 스스로 알아채기 힘들기 때문에 다음과 같은 증상이 있으면 녹내장으로 간주한다.

활동에 장애를 초래하는 주변 시야의 손상, 시력저하, 각막 부종으로 시야가 뿌옇게 보이는 경우, 빛의 번짐, 눈의 통증이나 두통, 구토를 유발할 정도의 느낌, 심한 안압 상승 등의 증상을 느낄 때이다.

서구의학적으로 녹내장 원인은 정확히 알 수 없고 치료에는 우선 안압을 낮추는 약물을 점안하는 것이며 조절되지 않으면 수술한다.

사례: 스트레스와 과음으로 인한 녹내장

(서상철 사장; 서울시 서초구 방배동)

나는 제법 잘 나가는 중소기업 회장입니다. 다른 사람들은 IMF 때 위기였지만 나는 기회를 잘살려 많은 돈을 벌어 중소기업을 운영하게 되었습니다. 사업을 하기 전에는 종업원도 없고 가족들만 챙기면 됐는데 회사 직원들이 많아지고 회사가 커지다 보니 신경을 써야 할 점이 한두 가지 아니었습니다. 그래서 운동은 하지 못하였고 모임이 잦아 회식을 자주 하는 바람에 술과 고기와 여자를 가까이하게 되었습니다. 운동을 하지 않으니 몸은 점점 비대해지고 혈압도 높아 고혈압을 먹게 되었으며 소변을 자주보고 발톱무좀이 있으며 뒷목이 댕겨 자주 진통제와 혈액 순환제를 먹고 있고, 눈이 충혈되어 정기적으로 안약을 넣고 있습니다. 몇 년 전에 신경을 많이 쓸 일이 있어 스트레스를 많이 받았는데 언제부터인지 눈에 나비가 날아다니고 거미줄 같은 것이 많아 안과에 가보니 비문증이라며 안약만 줄 뿐 별다른 조치가 없었습니다. 그렇게 몇 년을 지내다 눈의 통증과 더불어 물체가 뿌옇게 보여 병원에 가보니 녹내장이라며 시술과 더불어 안약을 주어 계속 넣기는 하지만 좋아지는 것 같지 않아 술을 끊고 음식조절을 하며 한방요법을 시행하였습니다.

8개월이 지나니 녹내장은 더 이상 진행되지 않았고 소변을 자주 보는 증상, 발톱무좀, 고혈압도 자연치유 되었습니다.

동양 의학적 자연치유

눈은 간과 연관되어 있기 때문에 녹내장의 근본 원인은 간열이다. 스트레스를 지속적이고 과다하게 받으면 교감신경을 긴장시켜 강력한 독성을 지닌 활성산소가 증가하여 간의 항산화 기능이 떨어져 세포와 조직을 파괴하여 간열이 발생한다. 간열은 눈을 통해 나가며 문제를 일으키는데 눈에서 간열이 나가며, 간열로 인해 섬유주와 섬모체가 확장되어 막혀 안압이 올라가는 증상이 녹내장이다.

그러므로 서상철 사장은 술을 끊고 간열을 꺼주는 한방요법을 시행하여 녹내장이 더 이상 진행되지 아니하고 자연 치유되었다.

7) 일곱 번째, 지속적인 스트레스, 과로, 스트레스 때문에 생긴 간열은 황반변성을 유발한다

눈에는 카메라 필름과 같은 역할을 하는 얇은 신경 조직인 망막이 있는데 망막의 중심을 황반이 있고 이를 통해 물체를 선명하게 볼 수 있다.

황반변성이란 망막의 중심부인 황반에 이상이 생겨 심각한 시력장애가 초래되는 증상을 말한다. 황반변성은 근본적으로 나이가 증가함에 따라 급격히 발병률이 증가하는 병이다. 나이 관련 황반변성의 가장 확실한 인자는 '나이'이다. 이외에도 유전적인 요인, 염증 등도 관련이 있다고 추정할 뿐 확실한 원은 아니다. 황반변성은 건성 황반변성과 습성 황반변성으로 나뉘며 신생혈관 유무에 따라 분류한다. 건성 황반변성은 망막에 비정상적인 신생혈관이 생기고 이 혈관들은 쉽게 막혀 시세포증과 망막색소상피의 파괴로 이어져 시력이 손상된다.

나이 관련 황반변성 증상으로는 시력감소, 중심부위 압점 등을 호소한다. 자기진단으로는 바둑판처럼 생긴 종이에 한가운데 점을 찍고 그 점을 바라볼 때 바둑판 부위가 구부러져 보이거나 찌그러져 보이면 황반의 이상을 의심해볼 수 있다.

사례: 스트레스와 과음으로 인한 간열, 황반변성

(송세진 씨; 수원시 장안구 조원동)

나는 자영업을 하고 있으며 평소 성격이 깐깐하여 하루하루 쌓인 스트레스를 풀지 못하여 혼자 술을 마시며 나날을 이겨 나가고 있으나 날마다 술을 마셔서 그러는지 두통과 더불어 눈이 충혈되고 아프며 시력이 급격히 떨어지고 보고자 하는 부위가 잘 안 보여 안과에 가보기로 마음먹었습니다. 그러나 나는 마음만 먹었지 일이 바빠 좀처럼 시간을 내지 못하였고 눈은 갈수록 안 좋아져, 보고자 하는 물체가 찌그러져 보이고 시력이 급격히 떨어져 부랴부랴 병원에 가보니 황반변성이라며 시술을 한 후 눈에 넣는 안약을 받고 돌아왔으나 앞으로 병이 더 진행되면 실명될 수 있다는 말이 뇌를 떠나지 않아 정신을 차려 우선 매일 먹던 술을 끊고 등산과 명상을 하였으며 음식을 조절하고 한방요법을 시행한 결과 4개월 후 두통과 눈 충혈이 없어졌으며 황반변성은 10개월을 더 시행한 후 검사하여 보았더니 더 진행되지 않았다는 검진결과가 나왔습니다.

동양 의학적 자연치유

눈은 간과 연관되어 있기 때문에 황반변성의 근본 원인은 간열이다. 스트레스를 지속적이고 과다하게 받으면 교감신경을 긴장시켜 강력한 독성을 지닌 활성산소가 증가하여 간의 항산화 기능이 떨어져 세포와 조직을 파괴하여 간열이 발생한다.

간열은 유방, 어깨, 갑상선, 턱, 눈을 통해 나가며 문제를 일으키는데 간열이 나가며 간열로 인해 망막에 혈액순환이 되지 않으면 신생혈관이 생겨 시세포층과 망막세포 상피의 파괴로 이어져 시력이 손상되는 증상은 황반변성이다.

그러므로 송세진 씨는 철저한 음식조절, 금주 그리고 산에 올라 마음을 비우는 명상을 하였으며 간열을 꺼주는 한방요법과 신생혈관을 억제하는 영양요법을 병행하여 황반변성이 더 이상 진행되지 않았다.

8) 여덟 번째, 당뇨병을 20년 이상 앓으면 눈에 당뇨망막병증을 일으킨다

당뇨로 인하여 망막의 혈액순환이 저하되면 혈액공급이 잘 되지 않는 부위가 생기고 그로부터 혈관 생성 인자가 과도하게 분비되어 나쁜 신생혈관이 생긴다. 신생혈관과 이로부터 생산된 섬유조직들이 전반의 방수가 순환하는 통로를 막으면 "신생혈관녹내장"이 생긴다. 또한 ,당뇨로 인해 수정체 단백질 성분이 변형되면서 백내장이 이른 나이부터 생긴다.

당뇨병의 합병증으로 망막의 미세혈관이 손상되었을 때에 나타나는 당뇨망막병증은 합병증 중에서 가장 무서운 것으로, 실명 원인 중에서 가장 높은 비중을 차지하고 있다. 당뇨병 경력이 30년 또는 그 이상 되는 환자의 약 90%에서 발생하며, 15년 전후일 경우에는 발병률이 약 60~70%에 이르고 혈당조절이 잘 안 된 경우에는 더욱 잘 발생한다.

사례: 장기간 당뇨 질환과 스트레스로 인한 당뇨망막병증

(신상국 씨; 서울시 구로구 구로동)

나는 당뇨를 앓은 지 25년째이지만 당뇨 수치가 조절 안 되어 주사를 맞고 있으며 성격이 무사태평이어서 운동은 전혀 하지 않고 음식도 가리지 않고 먹는 편입니다. 하는 일도 개인적으로 사채업을 하고 있기 때문에 스트레스는 날마다 떠나질 않고 채무자들과 말썽이 끊이질 않자 술을 자주 마시며 스트레스를 푸는 편이기 때문에 당뇨가 조절되지 않아 여러 가지 합병증으로 먹는 약이 한 주먹입니다.

머리도 많이 빠지고, 손발이 저리며, 발톱무좀이 있고, 소변에 거품이 나오며, 눈이 빡빡하고, 물체가 희미하게 보이며, 시력이 떨어져 병원에 가보니 당뇨병성 망막병증 이라며 만일 당뇨 조절을 하지 않고 더 진행되면 시력을 잃게 될 거라 하여 그때서야 정신이 번쩍 들었습니다. 그래서 술을 끊고 철저히 당뇨약을 복용하고 관리하던 차에 한방요법을 알게 되어, 아침저녁으로 2시간씩 운동하며 한방요법을 시행한 8개월 후 검사해보니 망막병증이 더 이상 진행되지 않았다는 검사결과가 나왔습니다.

동양 의학적 자연치유

당뇨병은 미세혈관계에 병변을 일으키는 대사성 질환으로, 눈을 포함한 전신 조직에 광범위한 장애를 일으킨다. 이는 당뇨 망막병증, 당뇨병성 신경병증, 당뇨병성 신증과 함께 3대 미세혈관합병증 중의 하나다. 당뇨망막병증은 환자마다 혈당조절 여부, 당뇨병의 유병기간 등이 차이가 있으므로 각자의 진행단계가 모두 다르다. 시간이 지나면 당뇨망막증은 조금씩 진행하여 아무런 치료 없이 방치할 경우 실명에 이를 수 있다. 당뇨망막병증의 치료에 가장 중요한 것은 혈당조절이다. 그러므로 신상국 씨는 철저한 운동과 음식을 조절하여 혈당을 조절하였으며 눈에 혈액순환이 잘되도록 피, 영양소. 산소가 공급되게 하는 한방요법과 신생혈관을 억제하는 영양요법을 병행하여 당뇨망막병증이 더 이상 진행되지 않고 자연치유 되었다.

9) 아홉 번째, 힘든 일과 스트레스 때문에 간열이 발생하고 그로 인해 어깨통증이 생긴다

어깨통증의 종류와 증상에는

첫째, 오십견(동결견)이 있다.

서구의학에서 오십견으로 불리는 동결견은 어깨통증을 말하며 유착성 관절염이라 부르기도 한다, 특별한 이유 없이 어깨관절에 통증이 나타나고 운동에 제한을 느끼게 된다. 오십견은 특별한 원인 없이 발생하는 특발성과 어깨 자체질환으로 인해 관절이 강직하거나 경추주위 병변 때문에 생기는 이차성 강직이 있으나 아직 정확한 원인을 밝혀내지 못하고 있다.

둘째, 어깨통증 증후군이 있다.

어깨통중 증후군의 서구의학적 정의는 어깨를 덮고 있는 견봉과 팔뼈 사이가 좁아지면서 어깨를 움직일 때 견봉과 어깨힘줄이 부딪쳐 염증이 생긴 것을 뜻하며 팔을 들어 올리거나 돌릴 때 통증이 나타나지만, 원인은 아직 모르고 있다.

146

셋째, 회전근개파열이 있다

회전근개파열을 서구의학적으로 설명하면 어깨는 회전근개라는 4개의 힘줄이 감싸고 있다. 회전근개는 어깨관절을 움직이게 하는 기능과 안전성을 유지하는 기능을 한다. 회전근개가 약해지고 찢어진 것이 회전근개 파열이다. 어깨통증은 있지만 팔의 움직임과 무관하며 어깨를 돌리면 소리가 나고 등 뒤로 손을 돌리기 어렵지만, 아직 정확한 원인을 밝히지 못하고 있다.

네 번째, 석회와 건염이 있다

서구의학에서는 석회와 건염은 어깨힘줄에 돌같이 딱딱한 석회가 생기는 질환을 말하며 외상이나 특정 움직임과 관계없이 통증이 생긴다. 원인은 주변 조직에 산소가 줄어든 상태와 국소압박이다. 힘줄에 혈류가 줄어 산소 부족으로 압력이 증가하면 힘줄세포가 연골세포로 변하고 연골세포에 석회질이 쌓인다고 하나 아직 정확한 원인을 모른다.

사례: 과도한 스트레스와 힘든 업무로 인한 등,어깨 통증

(구연옥 여인; 창원시 마산합포구 동성동)

나는 중소기업 사무실에서 사장님 보조 겸 총무 일은 물론 모든 잡무를 도맡아 처리하느라 온종일 컴퓨터 앞에 앉아 있다고 해도 과언이 아닙니다. 결혼 전부터 해온 일이라 어렵지는 않지만 여러 가지 일을 맡다 보니 신경 쓸 일이 너무 많았고 퇴근하면 가정일과 육아 문제까지 소홀히 할 수 없어 스트레스는 배가 되었습니다. 다행히 육아 문제는 친정어머니께서 틈틈이 손을 보태주어 수월하긴 하지만 그래도 엄마로서 아이들에게 신경 쓸 일이 너무 많았습니다. 그래서 그런지 생리도 불규칙적이고 안구건조증이 있으며 질 건조증도 있어 남편과의 관계도 원만치 않았습니다. 퇴근하여 집에 도착하면 어깨가 너무 아파 파스를 바르고 근이완제를 먹어도 잠시 그때뿐 통증이 여전해 검사해보니 회전근개파열 이라며 주사를 맞고 약을 복용해 보았는데 속만 쓰리지 전혀 효과를 보지 못했으며 잠을 자려고 하거나 오래 앉아 있으면 등짝이 무너져 내릴 것같이 아팠으며 고개를 돌리기도 힘이 들었습니다.

그렇다고 경제적인 문제 때문에 직장을 그만둘 수 없어 적극적인 사고로 전환하여 저녁이면 꼭 1시간씩 운동을 하였고 나아야 하는 신념으로 한방요법을 시행하였습니다, 4개월 후 생리 주기가 정상으로 되었고 질 건조증과 안구 건조증이 좋아졌으며 6개월 후에는 어깨통증이 자연 치유되었습니다.

동양 의학적 자연치유

어깨통증의 근본 원인은 스트레스로 인한 간열이다. 과도한 스트레스는 교감신경을 긴장시켜 강력한 독성을 지닌 활성산소가 증가하면 간의 항산화 기능이 떨어져 세포와 조직을 파괴한다. 즉, 스트레스는 간질환을 유발하여 간열이 생기고 간열은 어깨로 나가며 어깨를 굳어지게 하여 아프게 한다. 그러므로 스트레스를 적당히 해소하는 운동이나 노래, 춤, 수다를 통해 소통하여 스트레스가 간에 쌓이지 않도록 노력하고 명상과 단전호흡을 통해 간에 쌓인 스트레스를 날마다 풀어내야한다. 구 여인은 스트레스를 적당히 해소하고 간의 열을 꺼주고 혈을 공급하여주는 한방요법을 사용하여 안구 건조증, 질 건조증, 어깨통증이 자연치유 되었다.

10) 열 번째, 간열은 쓸개즙을 굳게 하여 담석이 생기고 어깨통증, 고관절염이 발생한다

서구의학에서 정의하는 담석증은 담즙은 간에서 생산되어 담낭에 저장되어 기름기 있는 음식을 먹었을 때 소장으로 분비되어 지방을 소화하는데 사용된다. 담석은 담즙에 콜레스테롤이 많을 때 생긴다고 하나 확실한 것은 아니다.

담석증이 생기는 원인은 정제한 탄수화물이나 육식 등 고지방 음식물을 많이 먹으면 혈액에 콜레스테롤이 증가하여 담석이 생길 확률이 높아진다고 하나 정확한 원인은 아니다. 또한 단 것을 즐겨 먹고 야채과일을 먹지 않아 섬유질이 부족하면 간에서 담즙이 감소하고 콜레스테롤이 높아져 담석이 생긴다고 하며 담석은 담낭에 콜레스테롤 농도가 높고 담즙이 농축되었을 때 생긴다고 하나 확실한 것은 아니다. 담석증의 증상은 복부 오른쪽 위와 등의 견갑골(어깻죽지 뼈)부위가 심하게 아프며 메슥거리고 구토가 나며 기름진 음식을 먹으면 소화가 잘 안 되고 더부룩하며 트림이 난다.

사례: 간열로 인한 담석증, 어깨통증, 고관절염

(장호영 씨; 경기도 남양주시 별내동)

나는 회사 일 때문에 회식을 자주 하였고 술과 고기를 자주 먹게 되었으며 시간이 없다는 핑계로 운동은 가끔 골프 정도는 하고 있지만, 정기적 운동은 하지 못하여 몸이 비대하고 어깨가 아프며 고관절의 통증으로 오래 걷거나 뛰는 것이 힘들어 운동하기 어려웠습니다. 나이가 50대 중반이라 전립선비대가 있을 나이도 아니었는데 소변 때문에 신경이 쓰이고 젊을 때부터 발톱무좀이 있었으며 어깨와 고관절의 통증으로 고생이 심했습니다.

그런데 어느 날 갑자기 창자가 끊어지는 듯한 통증과 어깻죽지가 아파 119를 불러 응급실에 갔더니 검사결과 담석증이라 판정받고 담석 제거 수술을 하여 일명 쓸개 빠진X이 되었습니다. 담석 제거 수술은 하였어도 어깨와 고관절의 통증이 계속되어 여러 가지 다른 방법을 시도하여보았어도 좋아지지 않아 한방요법을 시행한 결과 4개월 후 어깨관절의 통증이 자연치유 되었고 뿐만 아니라 전립선비대와 발톱무좀이 좋아졌으며 8개월 후 고관절염의 증상도 사라졌습니다.

동양 의학적 자연치유

담석은 간열 때문이다. 장 씨의 경우 평소 발톱무좀이 있었으며 소변을 자주 보고 어깨의 통증으로 무척 고생했다. 이러한 이유는 장 씨의 신장이 火로 인해 신장기능이 약해져 수생목(水生木) 즉, 신장이 간을 돕지 못하는 상생의 법칙이 이루어지지 않아 간이 피곤한 상태에 스트레스를 받고 술과 고기를 장기간 먹었으므로 간에 열이 더욱 생기게 되었다. 간열은 지속적으로 담낭에 열을 가하게 되면 쓸개즙이 서서히 굳어져 돌이 되고 그것이 더욱 커지면 담석이 된다. 그러므로 장 씨는 우선 술을 중지하고 육류를 가능한 줄이며 하루 30분 이상 걷고 신장의 기능을 회복하고 간열을 꺼주는 한방요법을 시행하여 소화가 안 된 증상과 함께 어깨, 고관절의 통증까지 자연치유 되었다.

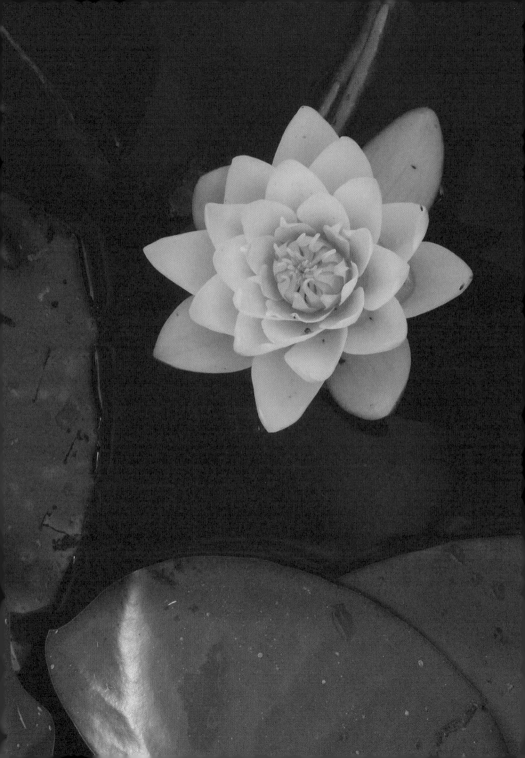

심장과 관절과의 관계

01 심장

1) 심장의 기능

사람이 생명을 유지하기 위해서는 심장이 뛰어야 하며 심장이 뛰지 않으면 죽은 목숨이다. 심장은 하나의 펌프처럼 보이지만 폐순환을 하는 우측펌프와 체순환을 하는 좌측펌프 두 개가 하나처럼 합친 구조다. 심장은 하루에 10만 번가량을 수축해서 8톤 정도의 혈액을 뿜어내는 대단한 기관이다. 이런 기능을 하는 심장이 10초만 멈추면 의식을 잃고 6분이 지나면 죽음에 이른다. 그러므로 생명을 유지하기 위해서는 쉴 새 없이 뛰어야 하므로 심장 자신은 관상동맥을 통해 많은 양의 혈액과 산소와 에너지를 공급받아야 한다.

심장의 전도 계는 자동차 엔진처럼 빨리 움직일 때와 천천히 움직일 때를 조절하는 장치와 같다. 사람이 흥분하거나 운동할 때는 교감신경이 작용해서 심장이 빠르고 강하게 뛰게 하고 편히 쉬거나 잠을 잘 때는 부교감신경이 작용해서 천천히 그리고 약하게 뛰게 하는 기능을 한다. 심장은 생명을 주관하며 정신과 생각도 주관한다.

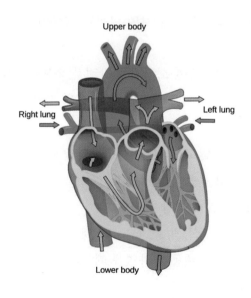

2) 심장열이 생기는 원인

*심장병이란 심장과 관계된 모든 질환을 뜻하며 심장에
피가 부족하여 심장이 자주 뛸 때

*선천적으로 심장의 기능이 약하게 태어날 때

*심한 충격을 받았을 때

*지속적인 스트레스로 인한 간열이 심장에 영향을 주어
심장에 열이 생길 때 (木生火)

*간에서 심장으로 피의 공급이 약하여 심장이 피를 받기
위해 자주 뛸 때

*피를 파열시키는 진통소염제를 장기간 복용하였을 때

*심장 수술 후 피를 용혈시키는 혈전약을 지속적으로
복용할 때

*음식을 가리지 않고 육식을 많이 하였을 때

*움직이지 않고 운동하지 않을 때

*스테로이드제를 장기간 복용할 때

*뜨거운 열물(술, 꿀, 녹용, 옻)을 오랫동안 먹었을 때

*반신욕을 너무 오랫동안 하였을 때

3) 자생력이 떨어져 심장 기능이 약해지면 나타나는 증상

*불안하고 초조하거나 잠이 예민하고 불면이 있다

*혀에 구내염이 자주 생긴다

*혀에 황태, 백태가 있고 쓰리고 아프다

*입이 마른다

*두통이 있거나 뒷목이 댕긴다

*머리에 지루성 피부염이 생긴다

*팔꿈치가 아프다

*손목이나 손가락이 아프다

*손이 저린다

*언덕을 오를 때 숨이 찬다

*가슴에 통증이 온다

*손톱무좀이 있다

*손에 주부습진이나 땀이 많이 난다

*손을 쥐는 힘이 약하다

*목디스크가 있다

02 심장열이 생기면 나타나는 증상과 관절과의 관계

1) 첫 번째, 과도하고 지속적인 스트레스를 받으면 간열과 심장열이 발생하고 그로 인해 목디스크가 발생한다

목디스크의 서구의학적인 정의는 나이가 들어감에 따라 수핵의 감소로 탄력성이 떨어지거나, 나쁜 자세, 사고 등 외부적인 자극이 가해져 디스크가 밀려나 주위 신경근을 자극하여 통증을 일으키는 것을 '목디스크'라고 한다. 원인으로는 정확하지는 않으나 일상생활상의 잘못된 습관이나 사고 등으로 목에 직접적인 충격이 가해졌을 때 나타나기 쉽다. 장시간 앉아 있으면서 머리와 목을 앞으로 내미는 습관이 있거나 사고 등 직접적인 충격으로 목뼈나 관절에 손상이 생긴 경우 무거운 물건을 자주 들어 올리는 일을 하거나 높은 베개를 사용할 때라고 추정할 뿐 정확하지 않다. 목디스크의 증상은 목의 통증과 어깨. 팔, 손목, 손가락의 통증과 만지면 전기가 오듯 저린 느낌, 둔한 느낌. 팔을 들어 올리기 힘들거나 쥐는 힘이 약해진다.

사례: 스트레스로 인한 간열,심장열, 목디스크

(장영구 씨;경기도 평택시 서정동)

나는 나이가 56세로 남 보기에는 다부진 체력이지만 고혈압, 심장병, 목디스크로 고생하고 있습니다. 나는 어렸을 때 귀하게 자랐으나 아버지의 사업이 갈수록 어려워져 대학에 진학하지 못하고 선배의 도움으로 사채업에 뛰어들었습니다. 사채업이란 돈이 급한 사람들에게 고금리로 돈을 빌려주어 이자를 받는 고리대금업자이기 때문에 양심을 저당 잡혀놓고 살 수밖에 없었습니다. 상황에 따라 겁도 주고 어르면서 돈을 회수해야 하므로 누구에게도 환영받지 못하고 날마다 스트레스를 받을 수밖에 없었으며 또 술도 자주 먹어야 했습니다. 보증을 세우고 돈을 빌려주기는 하지만 눈만 뜨면 사고가 터져 돈을 떼이는 일이 다반사(茶飯事)이기 때문에 밤에 편히 잠을 이루지 못하고 뒷머리가 댕기고 아프며 어깨 근육이 뭉쳐 항상 뻐근하고 조금만 긴장하면 숨차고 머리로 땀이 나며 안절부절못하여 검사해보니 목디스크라 하여 시술을 하고 고혈압약을 처방받아 먹어 보았는데 불안하고 초조한 증상과 목디스크는 전혀 좋아지지 않아 운동하며 한방요법을 시행하였는데 6개월 후 놀랍게도 고혈압과 목디스크가 좋아졌고 뒷머리가 댕기고 어깨 근육이 뭉쳐 아픈 증상도 자연치유 되었습니다.

동양 의학적 자연치유
목디스크의 근본 원인은 간열과 심장열 때문이다

과도하고 지속적인 스트레스를 받게 되면 자율신경이 깨져 교감신경이 활성화된다. 그렇게 되면 모든 장부에 피는 가지 못하고 장부가 이상 항진 되어 열만 발생하게 되는데 사람이 지속적인 스트레스를 받으면 간과 심장이 뜨거워지며 그 뜨거운 열기는 인체의 상부로 올라가 경추의 뼈를 뜨겁게 달구면 경추의 뼈는 열에 의한 팽창의 원리에 의해 뻣뻣해지며 변형되고 아프게 된다. 머리가 뜨거워지면 당연히 머리가 아프고 머릿속 압력도 높아지는데 이는 압력밥솥에 열을 가하면 압력밥솥 속의 압력이 증가하는 이치와 같다. 머릿속 압력이 증가하여 두통을 느낄 때는 혈압도 함께 상승하여 뇌졸중이 온다는 사실을 유념해야 한다.

신장의 기능이 떨어지면 습, 열이 아래로 빠지지 않고 간. 심장에 쌓여 위로 올라가 어깨 근육과 목 뒤의 뼈를 뜨겁게 하여 팽창되면 어깨주위의 근육이나 목뒤 뼈가 아픈 목디스크가 된다. 또한, 혈압도 신장에서 분비되는 레닌이라는 호르몬이 조절하므로 신장기능을 회복하고 스트레스로 인하여 심장에 화가 쌓이지 않도록 한방요법을 시행하고 또, 스트레스가 쌓이지 않도록 정기적인 운동을 하거나 대화를 통해 소통하여야 한다.

장영구 씨 역시 스트레스로 인하여 간열이 생기고 간열은 심장열을 만들어 불안, 초조 잠이 안 오고 간열과 심장열은 목뒤로 나가며 목디스크가 발생하였으므로 간열과 심장열을 꺼주는 한방요법과 스트레스를 해소하는 운동을 하여 자연 치유 되었다.

2) 두 번째, 스트레스로 인한 간열, 심장열은 심장의 전도계가 고장 나 부정맥이 되었고, 불안, 초조하며 어깨, 손목 통증의 원인이 된다

부정맥은 심장이 느리게 뛰며 숨이 차거나 어지럼증을 느끼고 숨을 쉬는데 심장이 덜컹 한번 쉬는 느낌을 받으며 그때 산소가 공급되지 않으므로 한숨을 쉬고 입이 마르며 구내염이 생기고 손이 저리며 손가락이 뻣뻣하고 의욕이 떨어지며 뒷목이 댕긴다. 또, 부정맥은 불규칙한 맥박뿐 아니라 빠른 빈맥과 느린 서맥 증상이 나타난다, 정상적인 사람의 맥박 수는 안정 시 60회에서 85회 내외이고, 운동 시에는 최고 170여 회까지 증가한다. 사람의 심장 전도 계는 정상적인 상태에서 심장의 박동을 주도하는 동방결절과 여기에서 만들어지는 전기파가 심실로 전도되어 심장박동을 일으키게 한다. 인체는 지속적이고 과도한 스트레스를 받게 되면 자율신경이 실조되므로 스트레스 대체 호르몬인 코르티솔과 아드레날린이 과잉분비 되어 심장을 자극하면 심장에 피의 공급이 저하되고 심장은 피를 받기 위해 자주 뛰게 되는데 이를 부정맥이라 한다.

사례: 스트레스로 인한 심장의 화, 부정맥, 어깨 통증

(정재숙 여인; 서울시 서초구 방배동)

나는 52세로 대학을 졸업하고 2대 독자인 남편과 3년 연애한
뒤 결혼하여 슬하에 딸만 세 명 두고 있습니다. 연애할 때는 몰
랐지만 결혼하여 보니 시댁은 상류층으로 재산과 더불어 대대
로 내려온 가풍이 있어 결혼 초기에 적응하느라 무진장 애를
먹었으며 사사건건 간섭하는 시어머니와 사는 데 힘든 날이 많
았지만 죽을 때까지 헤어지지 말자던 남편과의 약속이 있었고
이미 임신한 상태였으므로 출산하게 되었는데 딸이었습니다.
남편이 2대 독자였기 때문에 무언 중 아들을 바라는 주위의 눈
치였지만 그건 사람의 힘으로는 안 되었고 낳을 때마다 딸이었
으므로 주위의 기대에 못미쳐 불안하고 초조하며 잠이 오지 않
았습니다. 누가 뭐라고 하지 않아도 무언 중 시어머니와 남편
의 태도에 가슴이 덜컹 내려앉으며 불안하고 초조하여 좌불안
석(坐不安席)이었습니다.
시간이 갈수록 그러한 증상들이 더욱 심해지며 아침에 자고 나
면 어깨통증이 심하고 손가락이 뻣뻣하며 입이 마르고 구내염
도 자주 생겨 병원에 가보니 부정맥이라고 하여 약을 먹고 있
습니다. 약을 먹을 때는 불안, 불면이 없어지고 어깨통증이 없

165

어져 좋았지만 수면제를 계속해서 먹어야 한다는 부담 때문에 다른 방법을 찾던 중 스스로 스트레스가 쌓이지 않도록 운동을 하며 한방요법을 시행하였는데 6개월 후 불안한 증상과 불면증이 없어졌고 8개월 후에는 부정맥과 어깨통증, 손가락의 통증도 자연치유 되었으며 나의 건강이 좋아지나 남편과의 사이도 좋아졌습니다.

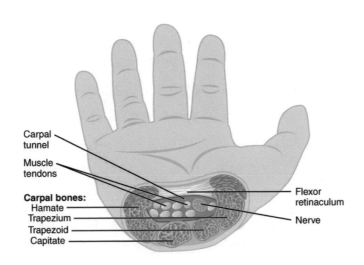

동양 의학적 자연치유

스트레스가 쌓이면 다음과 같은 방법으로 해소한다.

  *친구들을 만나 즐거운 대화를 나눈다.

  *숨이 찰 정도로 운동을 한다.

  *긍정적 사고로 문제를 하나씩 해결해 나간다.

  *노래를 부른다.

  *맛있는 음식을 먹는다.

  *산에 오른다.

  *모든 것에 긍정적이고 밝게 생각하고 모든 것에서 좋은 점을
   찾고자 인내를 갖고 노력하는 이타적인 사람이 되도록 한다.

  정 여인은 이러한 방법으로 스트레스를 해소하고 또, 간에
피가 충분히 저장되게 하여 간의 피가 심장에 잘 공급되도록
하는 한방요법을 시행하여 불면증, 손가락의 통증, 어깨통
증, 부정맥이 자연치유 되었다.

3) 세 번째, 운동 부족과 스트레스는 심장열을 만들고 그로 인해 협심증이 발생하여 숨차고 불안하며 손가락에 통증이 온다

심장이 멎으면 죽은 목숨이다. 생명을 유지하기 위해서는 심장은 쉴 새 없이 움직여야 하기 때문에 심장 자신은 관상동맥을 통해 많은 양의 혈액과 산소와 에너지를 공급받아야 한다. 예를 들어 수도관 안이 녹슬어 두꺼워지면 수돗물 공급이 원활하지 않은 것처럼 혈관 벽에 기름 덩어리 같은 불순물이 쌓여 혈관이 딱딱해져 혈액이 잘 흐르지 못하여 막히는 증상을 동맥경화라 하며 심장으로 들어가는 관상동맥이 동맥경화 등으로 좁아지면 심장이 피를 공급받지 못해 통증을 일으키는 증상을 협심증이라 한다.

인체 구조상 신장은 간에 피를 저장시키고 간에 저장된 피는 관상동맥을 통해 심장으로 들어가는 데 신장기능이 약한 상태에 지속적인 스트레스를 받으면 간열이 생겨 간에 피가 저장되지 못한다.

그러므로 관상동맥을 통해 심장으로 충분한 피를 공급하지 못하기 때문에 협심증이 생긴다.

사례: 바쁜 일과 운동부족으로 심장열, 협심증, 손가락 통증

(황세영 사장; 경북 구미시 구평동)

나는 평소 발톱무좀과 무지외반증이 있으며 눈이 곧잘 충혈되고 어깨와 손목 통증으로 고생하고 있습니다. 중소기업을 운영하고 있으므로 회사 일이 눈코 뜰 새 없이 바쁘고 운동도 제대로 하지 못할 정도로 바빠 건강을 챙길 여유가 없을 뿐 아니라 생산과 판매, 자금문제까지 혼자 감당할 수밖에 없는 열악한 환경 때문에 마음 졸이며 동분서주(東奔西走)하며 살고 있으므로 피로가 풀리지 않고 가스가 차며 소화가 안 되고 나는 모르지만, 입에서 냄새가 난다고 했습니다. 나는 그날도 회사 일을 마치고 집으로 귀가하던 중 승강기를 타지 않고 운동 삼아 계단을 이용하여 올라가다 숨차고 가슴에 통증이 심하게 느껴져 깜짝 놀라 그 자리에 주저 않자 심호흡을 하여 진정시킨 후 간신히 집에 도착하게 되었고 다음 날 병원에 가보기로 마음먹었습니다. 그러나 회사일 때문에 바로 가지 못하고 며칠 후 검사해보니 협심증이라며 이른 아침 찬 공기에 몸을 노출시키지 말고 급하게 뛰지 말라는 주의와 함께 약을 처방해주어 약을 먹으니 통증은 없어졌지만, 불면과 숨차고 손이 저리며 테니스엘보 증상은 여전하였습니다.

아직 나이도 젊고 할 일은 많은데 평생 협심증약과 손가락 통증과 테니스엘보 때문에 진통제를 먹어야 한다는 사실이 마음에 걸려 다른 방법을 강구하고 있던 중 한방요법을 시행한 6개월 후 손가락통증과 테니스엘보증상은 자연치유 되었으나 협심증약은 끊지 못하고 있다가 나에게 맞는 운동을 병행하며 한방요법을 지속한 12개월 후에는 협심증도 좋아졌습니다.

동양 의학적 자연치유

황 사장이 발톱무좀과 무지외반증이 있는 것은 신화(腎火)현상이며 이는 신장기능을 약하게 만든다. 신장기능이 약하면 간에 피를 공급하는 작용이 약하다. 그러한 상태에 휴식하지 못하고 바쁜 회사 일로 지속적인 스트레스를 받아 간의 기혈이 뭉쳐 간에 피가 부족하게 되었으며 간에서 심장으로 충분한 피를 보내지 못하니 협심증이 되었다.

황 사장은 충분한 휴식과 더불어 1주일에 3~4회 정도 정기적으로 숨이 찰 정도로 운동을 하였고 신장과 간, 심장을 회복시키는(水生木─木生火) 상생의 법칙을 이용한 한방요법을 시행하여 자연치유 되었다.

4) 네 번째, 심근경색 수술 후 심장약과 혈전약을 복용하면 허열성 심장이 되어 땀과 불면, 손이 저리고. 손가락에 통증이 온다

심근경색은 심장에 피를 공급하는 관상동맥이 갑작스럽게 막혀서 심장이 정지된 상태를 뜻한다.

니트로글리세린을 복용하고서도 멈추지 않는 흉부 통과 부정맥을 수반하는 빠른 심장박동 등의 증상이 나타나면 심근경색으로 간주한다. 심근경색으로 고생하는 사람은 숨 쉬는 데 어렵고 발병하여 심장이 정지된 후 골든타임 4분을 넘기면 죽는 경우가 많다. 심근경색으로 스탠드 시술 후 혈전약 복용 시 환자들이 중요하게 생각할 사항이 있다. 처방한 약을 복용하면 다시는 심장병으로 고생하지 않을 것이란 생각을 한다. 특히 심근경색이 발생 시 끔찍한 순간을 기억하기 때문에 혈전약을 먹으면 심장병이 좋아지리라 생각하고 끊지 못한다.

그러나 혈전약은 수술 후 6개월~12개월만 복용하고 중지하여야 한다. 혈전약을 먹는 이유는 피가 응고되어 또다시 관상동맥을 막을 염려가 있기 때문이다. 그러나 혈전약은 심장으로 들어가는 관상동맥의 혈전만 응고되지 않게 하는 것이 아니라 몸 전체의 피를 파열시키므로 혈액 본연의 역할을 잃게 된다. 심장에는 생명력 있는 피가 공급되어야 정상적인 건강한 상태의 혈액 순환이 되는 것이지, 그렇지 않고 혈전약을 먹은 후 파열된 피가 들어가면 심장은 생명력 있는 피를 받기 위해 자주 뛰게 되어 허열과 허한, 불안, 초조, 손이 저리고 손가락에 통증이 온다.

사례: 심근경색 수술 후 혈전약으로 인한 불면, 손저림, 통증

(전광식 씨; 서울시 용산구 이촌동)

나는 대기업 이사로 승진하기 까지 혼신의 힘을 다했습니다. 대기업 이사까지 오르기란 하늘의 별따기 만큼 어렵지만 고래 힘줄 같은 인맥을 동원하고 반듯한 언행과 두주불사를 마다하지 않는 처세의 결과였습니다. 이를 이루기 위해 나는 잦은 회식과 술자리 때문에 운동을 전혀 할 수 없었고 건강을 챙길 시간적인 여력이 없었습니다. 나는 키 175cm, 몸무게 85kg으로 비만과 지방간이 있고 콜레스테롤 수치가 높으며 전립선비대증이 있어 나이에 맞지 않게 소변을 자주 보고 발톱무좀이 있었습니다. 운동을 못 해 늘어난 몸무게 때문인지 오르막을 오르거나 2층 계단만 올라가려고 해도 숨차고 헐떡이며 가슴에 통증이 오는 횟수가 잦아졌습니다. 그날도 회사 일을 마치고 귀가하는 도중 가슴을 짓누르는 심한 통증과 숨을 쉴 수 없어 가까스로 119를 불러 응급실에 갔는데 심근경색이라 하여 스탠드 시술을 하고 혈전약을 먹어 가슴의 통증은 없어졌습니다. 심장약과 혈전약을 먹은 지 5년이 지나니 머리에서 땀이 나며 운동하면 숨차고 불면증은 여전하였습니다. 또 자고 나면 손가락이 뻣뻣하고 팔부터 손가락까지 저리는 증상이 있어 좋은 방법을 찾던 중 나에게 맞는 운동을 지속적으로 하면서 한방요법을 병행하였습니다. 8개월 후 손가락의 통증과 저린 증상, 숨차고 불면증이 자연치유 되었습니다.

동양 의학적 자연치유

전 씨의 경우 발톱무좀과 소변을 자주 보는 것은 신火증상과 간열 증상이므로 신장이 간을 돕고 간은 심장을 돕는 상생의 법칙이 적용되지 못해 심근경색이 되었으므로 신장과 간. 심장을 회복시키는 한방요법과 자기 몸에 맞는 운동을 정기적으로 열심히 하였고 술과 고기는 줄이는 식이요법도 병행하여 심근경색증상은 자연치유 되었다.

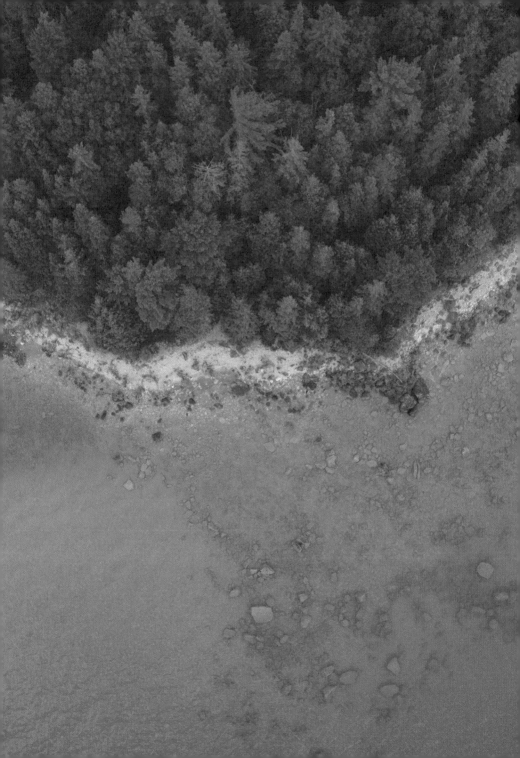

류마티스 관절염

01 류마티스 관절염

1) 류마티스 관절염의 서양의학적 정의

서구의학적으로 류마티스 관절염의 원인은 면역 때문이라고 한다. 인체의 면역세포는 자기와 비자기를 구별하는 능력이 있어서 외부로부터 침입한 세균이나 바이러스, 암세포만을 정확하게 찾아내 공격한다. 그런데 이러한 면역세포가 혼란에 빠져 엉뚱하게 자신의 세포조직을 공격하게 되면 이를 자가면역질환이라 하며 면역세포가 어느 신체조직을 공격하느냐에 따라 병명이 다르고 면역세포가 뼈. 인대. 근육. 관절강을 침범하여 관절의 통증과 변형으로 몸이 뻣뻣하게 굳어가는 질환을 류마티스 관절염이라 한다.

 알기 쉽게 표현하면 유전적으로 류마티스 관절염의 소인이 있는 사람이 어떤 외부자극을 받으면 인체 내의 면역체계가 자신의 몸을 비정상적으로 공격하여 염증이 발생하는 자가 면역질환이라고 추정할 뿐 정확한 원인은 아니다.

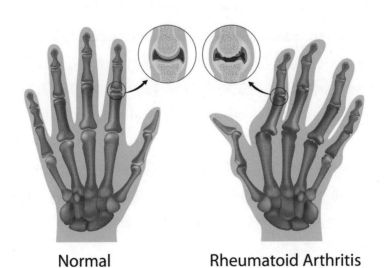

Normal   Rheumatoid Arthritis

2) 류마티스 관절염의 동양의학적 정의

면역력이란 원인이 명확지 않고 치료가 쉽지 않으며 눈에 보이는 것이 아니기 때문에 완벽하게 이해하기란 쉽지 않고 "면역력이 떨어져서 병이 왔다"고 하면 면역력을 구체적으로 알지 못하기 때문에 장님이 코끼리 만지는 맹인모상(盲人摸象)식으로 이해하고 처방되는 진통소염제. 스테로이드제. 면역억제제. 항말라리아제. 페니실라민제. 설파살라진제 등 독성이 심한 약을 죽을 때까지 복용하여 스스로 염증을 치유할 수 있는 자생력을 상실하고 여러 장기에 손상을 초래하여 결국에는 자생력을 과도하게 약화시켜 여러 가지 심각한 합병증으로 쓰러진다. 류마티스 관절염 환자들도 이러한 현실을 잘 알면서도 뚜렷한 치료법이 없다 보니 이곳저곳을 전전하다가 참을 수 없는 고통으로 결국은 류마티스 관절염약을 복용하게 된다. 그리하여 약을 한번 복용하게 되면 증상이 호전될 뿐 아니라 체중도 늘고 피부도 좋아져 진즉 약을 먹을 걸 늦게 복용하는 것을 후회할 정도다.

그러나 약 복용 기간이 사람마다 다르지만 몇 년 지나게 되면 각 장부에 문제가 생긴다. 그렇게 되면 관절만 아프던 증상은 그대로이고 장부가 나빠져 여러 가지 부작용이 나타나 (* 42P 참고) 관절약 뿐만 아니고 합병증에 관한 약이 첨가되어 한 움큼씩 먹게 된다.

그러나 류마티스 관절염의 근본 원인은 혈열(血熱)이다. 혈열을 풀이하면 피의 열이란 뜻이며 앞 페이지에서 신장열, 간열, 심장열 같은 생소한 단어들을 이해하였다면 피의 열도 이해할 수 있을 것이다. 쉽게 풀이하면 피에 열이 생겼다는 뜻이다. 피는 생명의 파이프라인인 동맥, 정맥, 모세혈관을 통해 머리끝에서 발가락, 손가락 끝까지 전신을 돌면서 혈액을 통해 산소와 영양소를 공급하고 노폐물을 실어 나르는데 피를 많이 흘리면 심장이 멎어 호흡이 정지되고 생명이 멎으므로 피는 생명이라고 할 수 있다. 이러한 피는 무한정 생성되지 않으며 만일 피가 부족하여 조직에 피가 가지 못하면 그 세포는 괴사 되므로 모든 병은 피와 관계가 있다. 장부에 어떤 원인으로든 피가 부족하면 그 장부는 피를 받기 위해 자주 움직이는데 이를 이상 항진이라 하고 이상 항진이 생기면 열이 발생하여 혈열이 생긴다. 혈열은 피를 타고 돌면서 인대, 관절강, 뼈, 근육 등을 침범하여 붓고 통증과 변형을 일으키는데 이를 류마티스 관절염이라 한다.

3) 혈열의 원인은 스트레스다

지속적이고 과도한 스트레스는 우리 의지와 상관없이 자율신경이 깨지고 교감신경이 활성화 되게 한다. 결과로 혈관이 수축되어 각 장부에 혈액공급이 저하되면 장부는 피를 공급받기 위해 더욱 작동하여 이상 항진으로 열이 발생한다. 이를 혈열이라 한다. 혈열은 피를 타고 돌면서 인대, 관절강, 뼈, 근육 등을 침범하여 붓고 통증과 변형을 일으킨다. 우리들이 흔히 각종 결승전 경기를 할 때면 "피 말리는 접전" "피 말리는 순간"이라고 말하는데 피 말린다는 뜻은 스트레스로 인한 火로 피가 마른다는 뜻이며 피가 마르게 되면 혈열이 생긴다.

신장에 혈열이 생기면, 그 혈열은 무릎, 고관절, 허리, 발목, 발가락, 발바닥에 통증과 변형을 일으킨다.
간에 혈열이 생기면, 그 혈열은 가슴, 어깨, 턱, 갑상선, 눈, 고관절에 통증과 변형을 일으킨다.
심장에 혈열이 생기면, 그 혈열은 뒷목이 아프고 팔꿈치, 손목, 손가락에 통증과 변형을 일으킨다.

그러므로 살다가 피가 마르는 스트레스를 지속적으로 받으면 류마티스 관절염이 될 확률이 높다. 예를 들어 주전자에 물을 끓일 때 물이 가득 차 있으면 빨리 끓지 않고 바닥에 조금 있으면 빨리 끓어오르는 원리처럼 내 몸 장부에 피가 부족하면 혈열이 생기고 그 혈열이 인대, 근육, 관절강, 뼈를 침범하면 붓고, 통증, 변형을 일으키게 되는데 이러한 현상을 류마티스 관절염이라 한다

4) 류마티스 관절염 약은 먹을수록 부작용이 심하다

서양의학의 중심이라고 할 수 있는 미국 의사들에게 지지를 받는 "의사규칙"이란 책에 "먹는 양의 수가 늘어나면 부작용은 기하급수적으로 증가한다. 만일 4종류 이상의 약을 복용하고 있는 환자라면 의학지식이 미치지 못하는 위험한 상태에 이르므로 가능한 모든 약의 사용을 중단하거나 그것이 어렵다면 최대한 양을 줄여야 한다"는 규칙이 의사들에게 지지를 받고 있다.

"약은 독이다.", "모든 약에는 부작용 위험이 있다."

(진통소염제 부작용 *42P 참고)

소량을 단기간 복용하는 정도라면 간이나 신장에서 약의 독성을 처리해주는 경우가 많지만 약 복용이 장기적으로 습관화되면 틀림없이 부작용이 나타난다. 약의 설명서에 "부작용"이라고 적혀있는 것은 약해(藥害)가 일어났을 때를 대비해서 적어놓은 구실일 뿐 약의 부작용 또한 전부 부작용이다. 약을 장기간 복용하면 병을 치료하기는커녕 오히려 병을 가져오거나 악화시키고 최악의 경우 죽음에 이른다. 류마티스 관절염약을 오랫동안 복용한 환자를 보면 관절약의 용혈작용에 의한 부작용으로 피가 부족한 상태에 처해 피골이 상접한 상태에 있거나, 신장이 고장 나 투석을 하거나, 노폐물이 빠지지 않아 많이 부어 고도비만 상태에 있거나, 빈혈, 위궤양, 간염 등 여러가지 합병증에 시달리고 있다.

02 류마티스 관절염이 생기는 유형

(정인숙 여인; 인천광역시 연수구 송도 1동)

나는 나이 53세, 키 160cm, 체중 50kg으로 보험회사에 근무하고 있으며 남편과 오랜 연애 끝에 늦은 나이에 결혼하여 연년생으로 남매를 낳았습니다. 결혼하기 전 원치 않은 임신으로 인공유산을 2회 한 적이 있었고 그때마다 충분한 휴식을 취하지 못한 상태에서 직장에 출근한 때문인지 소변을 자주 보고 몸이 붓고 온몸이 아파 신경통으로만 알고 진통제를 복용하게 되었습니다.

보험회사의 업무란 목표가 달성되지 못하면 무슨 일을 하든지 신경 쓰일 수밖에 없었고 또, 각자 고객관리까지 직접 해야 했으므로 회사 일이 머리를 떠나지 않았으며 그와 더불어 연년생으로 난 자녀들의 양육도 내가 직접 하지 못하고 친정어머니에게 맡겨 친정엄마와 자녀들에게 빚을 지고 있는 현실 때문에 마음이 편치 않았습니다. 고객을 방문하고 들어오는 날이면 무릎과 허리가 아파 진통제를 먹고 자곤 했으며 손가락이 뻣뻣하고 어깨가 아파 한동안 스트레칭을 해야만 풀어지는 날이 갈수록 잦아졌습니다. 내 몸이 아프니 남편과의 부부관계도 점점 멀어져 남편은 남편대로 따로 놀더니 결국 바람을 피운 사실을 알게 되어 극심한 배신감을 느껴 식사도 못 하고 마음고생을 하였더니 어느 날부터 팔꿈치, 손목, 손가락, 무릎, 발가락까지 붓고 통증이 와 진통제로는 견딜 수 없어 병원에 가보니 류마티스 관절염이라 하여 약을 9년간 복용하였습니다.

그러나 9년간을 하루도 빠짐없이 복용하여왔지만 약을 하루만 빼먹고 먹지 않으면 통증이 여전해 죽을 때까지 먹어야 한다는 사실이 너무 무서웠고 또, 소화불량과 빈혈 그리고 불면증에 시달려 양약과 한방요법을 병행하기로 하였습니다. 6개월 후 양약은 점점 줄여 면역 억제제만 1주일에 4알 씩 먹다가 8개월 후에는 2알 12개월 후에는 양약은 완전히 끊었고 16개월 후에는 모든 증상이 자연치유 되었습니다.

사례 2 _ 사업상 경제적인 문제로 피 말리는 시간을 보내며 스트레스를 받아 류마티스 관절염이 발생하였다

(정인국 사장; 대전시 동구 대청동)

나는 나이 62세, 키 172cm, 체중 65kg으로 건설 회사를 운영하고 있습니다. 대학 졸업 후 내로라하는 대기업 건설회사에 입사했다가 혼자 독립해보라는 선배의 권유로 창업하게 되었습니다. 처음 창업할 때는 선배의 도움으로 제법 잘나가 금방 성공할 것 같았습니다.

건설회사의 운영이 다 그렇듯이 경기가 좋을 때는 잘 나가지만 그렇지 않을 때는 여러 가지 문제로 어려웠는데 갑자기 불경기로 인해 집이 안 팔려 그동안 장만했던 집과 땅을 담보로 대출해서 공사비로 충당했지만, 그것도 모자라 돈을 빌려 임금과 공사대금을 지불해 급한 불은 껐지만 한번 꼬인 공사는 풀리지 않아 나오기로 한 은행대출이 늦어져 갈수록 회사 운영 문제가 심각해졌습니다. 본래 건설공사의 생리가 험악해서 나처럼 성격이 온순하고 술도 못 먹은 사람에겐 적성에 맞지 않은 직업이었습니다. 나는 내가 할 수 있는 방법은 다 동원했지만 그만 한계에 부딪혀 고민하다가 잠을 자지 못해 술로 날을 지새우는것이 다반사(茶飯事)였고 부도날까 걱정을 하니 식사도 제대로 하지 못한 날이 계속되다 보니 무릎, 허리, 어깨, 손가락의 통증이 심해 신경통인 줄 알고 진통제로 버텼으나 갈수록 통증이 더 심해져 검사해보니 류마티스 관절염이라 하여 약을 처방해주어 7년간 약을 먹었습니다.

그러나 약을 먹는 날만 통증이 가시지 하루라도 잊어버리면 처음보다 더 심한 통증이 밀려와 죽을 때까지 약을 먹어야 한다는 걱정이 머리를 떠나지 않아 더욱 스트레스가 쌓여 나아보려고 여러 가지 방법을 시도하여 보았지만 좋아지지 않아 결국은 한방요법을 시행하게 되었습니다. 처음에는 양약과 병용(倂用)하다 점점 양약을 줄여갔으며 6개월 후에는 양약 수량을 절반으로 줄였다가 8개월 후엔 면역 억제제만 2알 복용하였으며 12개월에 후에는 면역억제제까지 모두 중지하고 한방요법으로만 지속하였습니다. 14개월 후에는 류마티스 관절염증상이 모두 자연치유 되었고 검사에도 수치가 나오지 않았습니다.

사례 3 _ 소식하여 빈혈이 있는 상태에 연년생으로 출산한 후 스트레스를 받아 류마티스 관절염이 발생하였다

(고명옥 여인; 광주시 동구 계림동)

나는 나이 42세, 키 162cm, 체중 49kg으로 사업하는 남편과 15년 전에 결혼하여 자녀들을 연년생으로 출산하게 되었습니다. 결혼 전부터 있었던 빈혈은 연년생으로 출산한 나에게는 최악의 약점으로 작용하여 출산할 때마다 수혈하게 되었습니다.

본래 태어날 때부터 위하수가 있어 소화가 안 되고 잘 체해 소식하였으므로 어지럼 증상과 두통이 있었고 소변에는 거품이 있었으며 발바닥이 뜨겁고 발톱무좀이 있었습니다. 두 아이 출산 후 공교롭게도 남편 사업이 극도로 부진하여 산후조리를 제대로 하지 못한 상태에 남편 사업에 대해 신경을 쓰다 보니 불안, 초조, 불면으로 몇 개월을 보내고 식사를 제대로 못 하니 자고 나면 손가락이 뻣뻣하고 통증이 오다가 한두 시간 지나면 풀리곤 했습니다.

나는 손가락이 아플 정도로 노동을 한 적이 없었기 때문에 관절염이 생길 이유가 없다고 생각하여 아플 때마다 진통제를 먹어보았으나 위하수 때문에 약도 복용할 수 없어 그대로 참고 살 수밖에 없었습니다. 그렇게 몇 년 지나니 몸은 더 말라 52kg 이었던 몸무게가 48kg이 빠지고 식은땀이 나서 자고 나면 베개를 적실 정도였습니다. 그리고 어깨, 팔꿈치, 손목, 손가락의 통증이 심하고 특히 손가락이 붓고 변형되기 시작해 검사해 보니 류마티스 관절염이라 판명되어 약을 복용하게 되었습니다. 그러나 위장 때문에 약도 마음대로 복용할 수 없어 위장약을 섞어 먹으면서 5년간 지속해왔는데 좋아질 기미(機微)는 없고 죽을 때까지 먹어야 한다는 사실이 겁이 나 다른 방법이 없을까 고심하다 찾은 것이 한방요법이었습니다. 한방요법은 위장장애가 없어 일단 속이 편했고 또 식사를 제대로 할 수 있으니 몸이 점점 회복된 것 같더니 8개월 후에는 양약은 아플 때만 먹고 아프지 않으면 먹지 않으리라는 마음으로 임하며 한방요법을 계속하였는데 모든 약을 끊었는데도 12개월 후에는 류마티스 관절염 증상이 자연치유 되었습니다.

사례 4 _ 정년퇴직, 노후문제, 건강문제 등으로 스스로 근심 걱정하며 스트레스를 받아 류마티스 관절염이 발생 하였다

(양재구 씨; 부산시 동래구 온천동)

나는 나이 56세, 키 175cm, 체중 63kg으로 제법 잘 나가는 식품회사 부장으로 근무하고 있습니다. 그러나 공무원과는 달리 58세에 퇴직해야 한다는 압박감이 뇌리를 떠나지 않아 밤낮으로 걱정하게 되었는데 이는 "하늘이 무너지고 땅이 꺼지면 몸 둘 곳이 없다"고 걱정하여 침식을 전폐했다고 하는 기인 우천(杞人憂天) 하는 유형이었습니다.

연금문제, 두 아들 취업문제, 아파트부금문제, 건강문제 등 퇴직 후 무엇을 해야 할지 그러한 생각이 자나 깨나 나를 괴롭혔고 이럴 줄 알았으면 여러 가지 자격증이나 따둘 걸 막연히 어떻게 되겠지 하고 지내왔는데 막상 몇 년 후 은퇴해야 한다고 생각하니 정신적인 압박감은 이루 말할 수 없이 컸습니다. 퇴직 후 산에 다니며 운동하는 것도 한두 번이지 그렇다고 젊은 나이에 경비 일을 하는 것도 자존심이 상했습니다. 자녀들과 부부가 같이 살려면 퇴직금도 턱없이 부족하여 고민하지 않을 수 없었습니다. 그렇게 신경을 쓰고 고민해서 그런지 밥맛이 떨어지고 몸무게가 빠지며 불안하고 초조하여 뜬눈으로 고생한 적이 한 두 번이 아니었습니다. 그렇게 2년이 지나니 심한 노동을 한 적이 없는데 어깨, 팔꿈치, 손목의 통증이 왔으나 대수롭지 않게 생각하여 처음에는 진통제를 복용하다가 갈수록 통증이 심해져 검사해보니 류마티스 관절염이라 하여 약을 복용하게 되었습니다. 4년을 복용하고 나니 속이 쓰리고 소화가 안 되어 위장약과 소화제를 같이 먹고 있지만 죽을 때까지 먹어야 한다는 생각이 더욱 스트레스를 받게 하여 서구의학이 아닌 다른 방법을 찾던 중 한방요법을 택하게 되었습니다. 통증 때문에 양약을 금방 끊지 못하고 서서히 줄여갔는데 8개월 후에는 아플 때만 양약을 먹다가 10개월 후에는 두 가지 다 먹지 않아도 아프지 않아 자연치유 된 것으로 생각하여 검사해보니 수치도 정상이었습니다.

사례 5 _ 남편과 사별 후 지속적인 스트레스 받고 힘들어 류마티스 관절염이 발생 하였다

(변정옥 여사, 광주광역시 북구 두암동)

나는 68세, 키 158cm, 체중 45kg으로 갑작스러운 교통사고로 남편과 사별한 후 아들, 딸 남매를 기르느라 해보지 않는 일이 없을 정도였습니다. 나는 비. 위가 약해 음식을 많이 먹지 못하고 소식하였는데 그러한 상태에서 큰일을 당하고 일도 힘들어 몸이 점점 야위어가고 미래에 대한 고민으로 잠을 자지 못했습니다, 친정엄마와 언니들은 미래를 위해 재혼하기를 수차례 권했으나 아직 어린 아이들도 있고 떠나간 남편을 생각하면 도저히 그럴 수 없어 굳은 결심을 하고 다른 생각은 하지 않기로 했습니다. 그러나 음식을 먹는 것에 비해 노동이 심했고 혼자 살다 보니 괜히 남의 눈치를 봐야 하는 스트레스 때문에 불안, 초조, 잠이 안 오는 불면증에 시달렸으며 입이 마르고 혀에 구내염이 생기며 자고 나면 손가락이 뻣뻣하고 통증이 왔다가 한두 시간 지나면 정상으로 돌아오곤 했습니다.

그렇게 2년이 지나 무릎, 허리, 팔꿈치, 손가락의 통증이 심해져 이 병원, 저 병원을 돌아다니며 검사해보니 퇴행성관절염이라 하여 처방해준 약을 복용해 보았는데 효과가 없어 류마티스 전문내과에 가 검사하니 수치로는 류마티스 관절염이 아니지만, 증상으로는 류마티스 관절염이라며 약을 처방해주어 약을 15년 동안 복용하게 되었습니다. 약을 복용해보니 약을 먹을 때는 통증이 가셔서 좋은데 몸은 점점 말라가고 빈혈도 있어 빈혈약을 함께 처방하여 먹게 되었습니다. 그런데 하루만 약을 먹지 않으면 통증으로 견딜 수 없고 또 합병증도 나타나기 시작하여 한방요법을 택하게 되었습니다. 한방요법을 시행한 지 10개월 후 빈혈 증상이 없어지고 몸무게도 50kg으로 늘었으며 양약을 하루만 먹지 않아도 견딜 수없이 아팠던 통증이 서서히 좋아져 일주일에 한두 번 정도 먹게 되었는데, 이젠 살 수 있다는 확신이 들면서 한방요법을 지속하여 16개월 후 류마티스 관절염이 완전히 자연치유 되었습니다.

사례 6 _ 다이어트로 음식을 억제하여 피가 부족한 상태에서 지속적인 스트레스를 받아 류마티스 관절염이 발생하였다

(전세연 양; 서울시 관악구 신림동)

저는 26세로 키 163cm 체중 60kg이며 대학을 졸업하고 취업을 준비 중입니다. 대학교 때 미술학부를 졸업하고 취업이 안되어 대학원을 진학하여 산업디자인을 전공하고 있으며 취업을 하려고 이력서를 내 보았지만 늘 면접에 떨어지곤 해 체중을 줄여야겠다고 마음먹었습니다.

시중에 나와 있는 다이어트 제품보다는 우선 하루 한 끼만 먹기로 다짐하고 오전 11시에 우유 한잔에 고구마 1개로 식단을 줄이고 아침, 저녁에 운동장을 1시간씩 걸었습니다.

마침 2개월 후 제약회사 입사시험을 치러야 했기에 다이어트에 모든 것을 걸고 1달에 4kg씩 2달에 8kg 정도를 빼려고 죽기살기로 매달렸습니다. 처음 며칠은 할 만했으나 시간이 지날수록 고구마는 쳐다보기도 싫고 배가 고파 어지럽고 힘이 없어 견딜 수 없었으나 취직을 하지 않고 집에서 빈둥거리며 주위의 따가운 시선을 받느니 우선 한 달 만이라도 해보자는 생각으로 외출을 일절 삼가고 다이어트에 몰입하여 6kg을 빼고 입사시험에 합격할 수 있었습니다.

나는 입사 기쁨은 뒤로하고 회사에 적응하느라 신경이 곤두서고 스트레스를 받게 되니 무릎이 아프고 허리가 아프면서 아침에 자고 나면 손가락이 뻣뻣했습니다. 나는 평소에 쓰지 않는 근육을 사용해서 아픈 줄 알고 견디었으나 손가락의 통증과 부기가 심해져 구부리기가 곤란하여 검사해보니 류마티스 관절염이라 하여 약을 처방해주어 약을 복용해보니 통증은 가시었으나 밥맛이 좋고 갑자기 두 달 만에 체중이 3kg이 늘어나 다이어트 한 보람 없이 체중이 계속 늘어날 것 같고 약도 끊을 수도 없어 고민하다가 한방요법을 사용하게 되었는데 오래되지 않고 나이가 젊어서 그런지 4개월이 지나니 통증이 없어졌습니다. 그러나 부기가 빠지지 않아 2개월을 더 시행하였더니 부기도 빠지고 모두 다 자연치유 되었습니다.

사례 7 _ 고부간 갈등과 속 썩이는 남편 때문에 지속적인 스트레스를 받아 류마티스 관절염이 발생 하였다

(조가희 여인; 서울시 종로구 동숭동)

나는 나이52세, 키 163cm, 체중 54kg으로 남편과 대학교 때부터 연애하기 시작하여 결국은 결혼에 골인하게 되었습니다. 결혼하여보니 남편의 집안은 생각보다 완고한 집안이라 처음에는 적응하기 힘들었으며 특히 남편이 2대 독자이다 보니 시어머니의 남편 사랑은 맹목적인 것이었고 남편 또한 어머니에 대한 의존성을 벗어나지 못해 아내의 입장에서는 답답하였으며 또, 사사건건 트집 잡는 시어머니의 태도에 나는 더 이상 결혼생활을 지속할 마음이 없어 갈라설까 생각했지만 슬하에 사랑스러운 두 자녀가 있어 결행하지 못하고 망설일 수밖에 없었습니다. 결혼이란 어느 누구 한쪽만 희생을 강요하는 것이 아니고 서로 이해하고 존중하며 참고 기다리는 것을 미덕으로 알고 지금까지 살아왔는데 남편의 태도는 그것과는 거리가 멀었습니다. 늘 자기중심적이고 상대를 배려하지 않으며 거기에 술먹으면 주사(酒邪)까지 심해 헤어지려는 나의 마음에 불을 끼얹는 격이었습니다.

이러한 모든 상황에 대해 화풀이를 하지 못하고 꾹 참고 살다 보니 남편이 미워 잠이 오지 않아 뜬눈으로 밤을 새우기 일쑤였습니다. 그러고 나면 밥맛이 없고 기운이 없었으며 어지러울 때가 많았습니다. 그러한 생활이 지속되다보니 아침에 자고 나면 손가락이 뻣뻣한 증상이 나타나며 몇 개월 지나니 모든 관절이 붓고 통증으로 견딜 수 없어 검사해보니 류마티스 관절염이라 하여 처방해준 약을 12년간 복용하게 되었습니다. 그러나 12년간 약을 먹어보아도 양약으로는 도저히 나을 기미가 보이지 않아 살기 위해 다른 방법을 찾다가 한방요법과 병용하게 되었습니다. 그러나 병용한지 8개월이 지났어도 통증이 가시지 않아 원인을 알아보니 양약을 장시간 복용하면 류마티스 관절 약에 대한 내성이 심해 빨리 효과가 없다고 하였습니다. 그래도 참고 12개월을 복용하니 통증이 서서히 줄어 양약도 줄여갔는데 16개월에 이르러서야 모두 자연치유 되었습니다.

사례 8_ 완벽주의 성격과 건강염려증으로 자기 스스로 스트레스를 받아 류마티스 관절염이 발생 하였다

(안인숙 여인; 경기도 성남시 분당구 서현동)

나는 55세로 키 168cm에 몸무게 56kg으로 외모로 보기에는 키도 크고 늘씬한 몸매지만 알고 보면 류마티스 관절염환자 입니다. 방바닥에 머리카락 하나만 보여도 방을 다시 쓸고 닦으며 물병이나 컵도 쓰고 나면 꼭 제자리에 갖다 놓아야 내 마음이 편한데 남들은 나보고 완벽주의 성격이라고 하였습니다. 특히 먹는 음식에서는 내 몸에 맞는 것만 골라 먹는 바람에 다른 식구들은 늘 불편하기 짝이 없어 똑같은 스트레스를 받을 수밖에 없었습니다. 특히 같이 사는 남편은 이루 말할 수없이 힘들어했습니다.

그러나 나의 삶의 방식은 고쳐지질 않고 해가 갈수록 도가 지나쳤으며 음식이 입에 맞지 않으면 굶기를 밥 먹듯이 하고 빵한 조각으로 때운다거나 먼지 하나 없이 쓸고 닦고 온종일 그 일로 시간을 보내니 내 몸이 배겨나질 못했으며 잠도 제대로 못 자 뜬눈으로 밤을 새우고 나면 불안하고 초조한 증상이 나타났습니다. 그렇게 몇 십년이 지나니 손가락, 어깨, 등 모든 관절이 아프기 시작하여 나는 청소를 많이 하여 생긴 신경통으로 알고 진통제를 먹기 시작했습니다. 그러나 손가락이 붓고 변형되며 통증이 너무 심해 검사해보니 류마티스 관절염으로 판명되어 약을 8년째 복용하고 있지만 갈수록 신경이 예민해지며 건강상태가 좋아지지 않아 다른 방법이 있을 것으로 생각하던 중 한방요법을 선택하게 되었습니다. 한방요법도 여러 가지로 내 마음에 차지 않아 믿을 수 없었지만 그래도 너무 통증이 심해 4개월을 시행하여 본 결과 효과가 없어 중단하고 다시 양약을 먹고 있는데 어지럽고 소화가 안 되며 신경이 더 예민해져 불면증으로 수면제도 먹고 있습니다.

사례 9 _ 끝나지 않은 법적 송사 문제로 지속적인 스트레스를 받아 류마티스 관절염이 발생하였다

(최성국 씨; 수원시 장안구 조원동)

현대사회를 살아가는 사람들은 하루가 다르게 변해가는 환경에 적응하는 것도 스트레스지만 자기의 삶에 직접적인 영향을 끼치는 환경에서는 자기도 모르게 스트레스를 받게 되나 봅니다. 나는 나이 58세로 키 178cm에 체중 70kg으로 건설 부분

공사 중 소방과 가스시설을 전문으로 하는 하청업체를 운영하고 있습니다. 나는 사업수완이 좋아 여기저기 공사를 수주하여 날마다 바쁘게 뛰어다니고 있으며 혼자 할 수 없으면 기사를 고용해서 하기도 하고 웬만하면 스스로 하려고 노력하는 편입니다. 하지만 시간이 없고 바쁠 때면 기사들을 써서 일을 진행하는데 하필이면 실력 없는 기사가 채용되어 그 기사가 시공한 건물 몇 군데가 하자가 생겨 법적으로 문제가 생겼습니다. 기사는 일이 끝나는 대로 그만두었고 모든 책임을 대표인 내가 맡게 되어 경찰서, 검찰로 불려 다니며 조사를 받게 되었습니다. 평소에 남에게 피해를 끼치지 않으려는 마음가짐에 술도 먹지 않을 정도로 융통성이 없는 성격인 내가 3개월을 쉬지 못하고 계속 조사를 받고 구속될까 걱정되니 밥맛이 떨어져 식사를 제대로 못 하고 잠을 설치면서 몇 개월 버티다 보니 체중이 6kg이나 빠지며 모든 관절이 아프기 시작했습니다.

우선 진통제로 버티다가 모든 관절의 통증이 더욱 심해져 검사해보니 류마티스 관절염이라 하여 3년째 약을 복용하고 있습니다. 그러나 약을 복용할 때는 통증은 가시지만 약을 하루라도 끊으면 바로 통증이 시작되어 양약으로는 완치할 수 없다고 생각하여 다른 방법을 찾던 중 한방요법을 선택하여 6개월이 지나니 통증의 빈도가 점점 약해져 양약을 줄이다가 10개월이 지나니 체중도 늘고 류마티스 관절염 증상도 자연치유 되었습니다.

사례 10 _ 신장기능 이상으로 습, 열이 빠지지 않아 과체중인 상태에서 지속적인 스트레스를 받아 류마티스 관절염이 되었다

(서정희 여인; 전남 여수시 대교동)

나는 나이 61세, 키 156cm 체중 67kg으로 고혈압 약과 골다공증 약을 복용하고 있으며 평소 소변을 자주 보고 몸이 부어 물만 먹어도 살이 찌는 체질입니다. 상체는 크고 하체는 부실하며 조금만 움직여도 얼굴에서 땀이 비 오듯 합니다. 결혼 전에는 48kg으로 날씬한 편이었으나 아들 둘을 제왕절개 수술을 하고 난 후부터 소변을 자주 보고, 몸이 부으며, 살이 찌고 상체가 커지며 하체는 부실하고 얼굴은 땀이 비 오듯 쏟아져 여름이 오면 최악이었습니다. 그것뿐이 아니고 무릎, 허리, 어깨의 통증으로 진통제를 복용하지 않고서는 하루를 마칠 수가 없었습니다.

그러한 상태로 몇 해가 지나니 손가락, 손목, 팔꿈치, 어깨 관절까지 붓고 통증이 와 검사해보니 류마티스 관절염이라 하여 6년간 약을 복용하였더니 몸이 더 부어 체중이 더 늘어났습니다. 그렇다고 약을 중지하면 통증을 견딜 수 없었고 먹자니 몸이 더 부어 체중이 늘어나 다른 방법을 찾던 중 한방요법을 시행한 8개월 후 몸의 부기가 빠져 몸무게가 줄어들고 땀도 없어졌으며 12개월이 지나니 모든 관절의 통증이 자연치유 되었습니다.

03 류마티스 관절염의 동양의학적 자연치유

서구의학에서는 "류마티스 관절염의 치료제는 없으니 죽을 때까지 처방 약을 복용해야한다"고 한다. 그래서 류마티스 관절염의 원인을 자가면역 질환이라 하여 거기에 맞춰 한 번도 거르지 않고 검사와 약 복용을 충실히 이행한다. 그러나 약과 검사를 거르지 않고 충실히 이행한 환자일수록 그에 따른 부작용과 합병증으로 더욱 고생한다.

그러나 생각을 달리하여 류마티스 관절염의 원인이 무엇인지 알면 답은 어렵지 않다. 내 몸 안에서 생긴 혈열을 꺼주고 또, 혈열이 생기지 않도록 피를 채우는 일이다. 주전자에 물이 적어 금방 끓는다면 주전자에 물을 가득 채우면 빨리 끓

지 않은 것처럼 내 몸 안에서 조혈작용을 하는 장부를 회복
하여 피를 채우고 스트레스로 인하여 생긴 火를 해소하면 류
마티스 관절염은 자연치유 된다.

신장 기능이 약해져 신화(腎火)가 생기면 무릎, 허리, 고관
절, 발목, 발가락에 문제가 생기며 통증이 온다.

간 기능이 약해져 간열(肝熱)이 생기면 고관절, 유방, 어
깨, 등짝, 갑상선, 턱, 눈, 자궁에 문제가 생기며 통증이 온다.

심장의 기능이 약해져 심화(心火)가 생기면 목, 혀, 머리,
팔꿈치, 손목, 손가락에 문제가 생기며 통증이 온다.

폐의 기능이 약해져 폐열(肺熱)이 있으면 폐가 건조해져
목이 근질근질하여 가래가 있는 것같이 잔기침이 나오고 천
식, 비염이 생긴다.

위열(胃熱)이 있으면 입에서 냄새가 나며, 잇몸병이 생기
고 헬리코박터균이 생기며 역류성 식도염이 생긴다.

장열(腸熱)이 있으면 변비, 치질, 항문이 가려운 증상이 나
타난다.

이러한 증상을 참고하면 어떠한 장부에 문제가 있는지 알게 되며 열이 심해지면 염증(炎症)이 되므로 열이 생기지 않도록 하여야 한다. 알기 쉽게 설명하자면 염증으로 인해 열이 생기지 않도록 장부를 회복하면 자연치유 된다. 그 방법에는 한방요법과 영양요법, 식이요법 등이 있다.

현대의학에서는 류마티스 관절염의 근본원인은 알 수 없기 때문에 남녀노소, 체중과 관계없이 똑같은 약을 사용한다. 일반적으로 대다수 류마티스 관절염 환자들은 피 부족으로 인한 혈열의 원인으로 류마티스 관절염이 생긴다.

그러나 과체중이며 피가 충분한데도 류마티스 관절염에 노출된 이유는 수많은 신장 작용 중에 하수구처럼 노폐물을 배설하는 작용이 있는데 하수구가 막히면 노폐물이 쌓이는 것처럼 신장기능이 약하면 습과 열이 빠지지 않아 습은 체중을 늘리고 열은 관절강을 침범하여 관절이 붓고 아프게 한다.

즉, 신장의 火 때문에 신장기능이 약해져 배설작용을 충분히 하지 못하여 몸 안의 습과 열이 빠지지 않아 습은 체중을 늘리고 열은 관절강을 침범하여 류마티스 관절염이 왔기 때문에 한방요법을 시행하여 신장 기능을 회복하여 습, 열이

잘 빠지게 하고 간과 심장에 쌓인 열을 꺼주면 류마티스 관
절염과 부종, 비만, 땀 등의 증상이 함께 자연치유 된다.

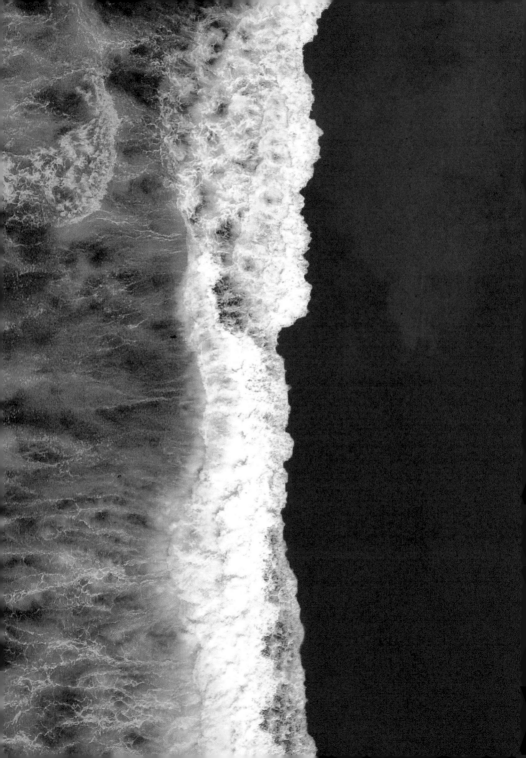

CHAPTER

06

고관절염

01 고관절염

1) 고관절염의 서구의학적 정의

고관절은 흔히 환두, 엉치뼈, 엉덩이뼈, 골반뼈라고 말하는데 정확한 의학 용어로는 대퇴골두라고 한다.

고관절염이란 대퇴골두 무혈성 괴사증이라고 하며 20대에서 50대 사이의 젊은 나이에 발병하여 대퇴골두의 변형과 심한 무혈성 괴사를 유발하는 진행성 질환이다. 여러 가지 원인으로 고관절을 이루는 대퇴골두에 혈액공급이 중단되어 뼈가 괴사되는 상태를 말하는데 결국에는 고관절이 파괴되어 심한 관절염을 유발하게 되고 심해지면 다리가 짧아지고, 절며 걷지 못하는 상황에 이르게 된다.

넓적다리뼈는 혈관 크기가 좁고 모세혈관 수가 적어 혈관 순환장애가 되기 쉬우며 대퇴골두 무혈성 괴사가 되기까지 특별한 증상이 없는 경우가 대부분이므로 4기가 되어 수술하기 전까지는 검사로 나오지 않기 때문에 전조증상을 알고 대처해야 한다.

전조증상

*바닥에서 양반다리하고 오랫동안 앉아있기 힘들다.

*바닥에 앉아있기보다는 책상에 앉아있는 것이 편하다.

*오래 앉아있다 일어서 걸으려면 한참 동안 주춤 거리다가 그 부위를 두드린 다음 걷는다.

*빨리 걷거나 뛰기 힘들다.

2) 고관절염의 동양의학적 정의

고관절염의 원인은 신장과 간의 열이 대퇴골두를 지나가며 염증을 일으키기 때문이다. 그러므로 고관절로 고생하는 사람은 신장열과 간열 때문에 나타나는 어깨, 허리 무릎, 발목, 팔꿈치 등에도 통증을 느낀다. 또, 신장의 火 때문에 신장 기능에 문제가 있으면 몸에 습, 열이 쌓여 몸이 붓고 물만 먹어도 살이 찌는 체질이 되어 고관절과 무릎, 허리에 문제를 일으킨다.

몸이 여윈 사람의 고관절염 환자의 경우에는 류마티스 관절염 환자이거나 신경이 예민하고 스트레스를 많이 받아 간열이 심한 사람의 경우에도 고관절염증상이 나타난다.

신장火로 신장기능이 약해지면 신장에서 골수와 척수를 공급하는 역할이 원활하지 못해 무릎에 연골이 채워지지 않아 무릎에 퇴행성관절염이 오고, 허리 척추뼈의 사이사이에 채워져 있는 연골이 부족하면 척추뼈가 내려앉아 협착증이 되거나 더 심하면 추간판 탈출증 즉, 디스크가 되며 대퇴골두에 신장열이 통과하면서 괴사를 일으킨다.

신장은 간을 도와주는 역할을 하는데 수생목(水生木)의 상생관계가 깨지면 간이 열을 받는다. 간이 열을 받으면 어깨가 아프고 눈이 충혈되거나 엉치뼈가 아프고, 가끔은 발목, 발바닥, 발뒤꿈치가 아프다. 현대의학은 고관절염이 알코올과 깊은 관계가 있다고 밝히지만, 꼭 그렇지는 않고 간에 열이 많은 사람이 열이 많은 술을 많이 먹게 되면 간열이 더욱 많아져 고관절염이 빨리 진행될 뿐이다.

3) 고관절의 증상

퇴행성관절염과 류마티스 관절염과는 달리 고관절염은 초기에는 그 증상을 느끼지 못하는 게 특징이다.

고관절염은 대퇴골두 괴사가 80% 이상 진행되었을 때 통증을 느끼며 그제야 심각성을 알게 된다. 대퇴골두 괴사란 충치처럼 무혈성 괴사로서 열로 인하여 썩는 증상이다.

작은 자극에도 사타구니와 엉덩이에 통증이 느껴지고, 양반다리를 할 때 통증을 호소하며, 걸음을 걸을 때 오리걸음을 하면서 뒤뚱거리거나, 계단을 오르거나 뛰어서 착지할 때 고관절 부위에 통증을 느끼면 이미 괴사가 많이 진행된 상태이다. 그러나 초기에는 책상다리하고 앉아있기 힘들고, 오래 앉아 있을 때는 벽에 기대고 앉거나, 앉아서 일어설 때 엉거주춤하고, 또 일어서서 걸을 때나, 차에서 내려올 때 걸음이 바로 걸어지지 않는 증상들은 고관절염의 초기이기 때문에 고관절염인지 모르고 지나가는 수가 많다.

4) 고관절염의 치료

고관절염을 앓고 있는 사람은 요통과 어깨통증, 어깨주위의 근육 통증, 그리고 발목의 통증을 함께 호소하기도 한다. 우리의 신체는 서로 연결되어 있기에 어느 하나가 약해지면 자연적으로 다른 부위도 약해진다.

신장은 간의 어머니라고 할 수 있으며 신장이 열을 받으면 간도 열을 받는다. 수생목(水生木) 즉 나무가 자라려면 물이 필요하듯 간이 건강해지려면 신장이 건강하여야 하는데 이러한 상생 관계가 깨지면 병이 생긴다. 신장이 간을 도와주지 못하여 간열이 있는 상태에 과도하고 지속적으로 스트레스를 받거나 술을 연일마시면 간열이 생긴다.

그러므로 고관절염의 원인은 신장열과 간열이 대퇴골두를 지나가며 괴사를 일으키기 때문에 고관절염으로 고생하는 사람은 신장열과 간열로 인하여 나타나는 어깨와 허리가 동시에 아픈 사람이 많다.

몸이 여윈 사람의 고관절염의 경우에는 류마티스 관절염에 포함되며 스트레스를 많이 받아 간열이 심한경우에는 간열 때문에 고관절염이 오고 눈에도 문제가 생긴다.

신장기능이 약해져 신장에서 골수와 척수를 공급하는 역할을 원활하게 하지 못하면 연골이 채워지지 않아 무릎, 허리, 고관절에 문제가 생긴다. 신장은 간을 도와주는 역할을 하는데 수생목(水生木) 이러한 상생관계가 깨지면 간도 열을 받게 된다. 간이 열을 받으면 어깨가 아프고 눈이 충혈되거나 엉치뼈가 아프다.

서구의학은 고관절염이 알코올과 깊은 관계가 있다고 밝히지만, 꼭 그렇지는 않고 간에 열이 많은 사람이 술을 많이 먹게 되면 간열이 더욱 많아져 고관절염이 빨리 진행될 뿐이다.고관절염의 원인은 신장열과 간열이므로 한방요법으로 신장열과 간열을 꺼주면 고관절염은 자연치유 된다.

사례 1: 알코올성 지방간으로 인한 어깨통증과 고관절염

(임경구 사장; 대구시 서구 평리 3동)

나는 대학 졸업 후 대기업에 입사하여 20년 동안 일해 온 경험이 있어 경제적으로 넉넉한 형과 함께 건설업을 하게 되었습니다. 시기를 잘 탔는지, 하늘이 도왔는지 아파트 건설이 붐일 때 순풍에 돛단 듯 아주 잘나가 대박을 쳤습니다. 나는 원래 성격이 활발하고 두주불사형이어서 나를 만나면 믿고 신뢰하게 만드는 나만의 노하우가 있었기에 사업이 승승장구하게 되었습니다. 그러나 타고난 건강이라고 하여도 술에는 장사가 없었는지 날마다 마시는 술 때문에 알코올성 지방간이 있어 눈이 충혈되고 피곤하였으며 등이 뻐근하고 어깨통증이 심해 일주일에 한두 번은 물리치료와 침으로 병행하면서 견디었습니다.

가끔 사업상 골프를 치고 나면 허리통증과 고관절의 통증이 심해 그다음 날은 꼭 병원에 가서 주사를 맞고 약을 먹어야 했습니다. 그렇게 몇 해 지내다 보니 허리가 아프고 뒷다리가 댕기며 양반다리하고 오래 앉아 있기 힘들며, 오래 앉아서 운전하기 힘들어 시간을 내 병원에 가보니 대퇴골두 무혈성 괴사가 시작되었다며 더 진행되면 수술을 하라고 하여 우선 술을 끊고 약을 먹으면서 물리치료를 하여 보았지만 도통 좋아지지 않아 수술하지 않고 좋아지는 방법을 찾던 중 한방요법을 시행하기로 하였습니다. 6개월이 지나니 땅바닥에서 양반다리하고 오래 앉아 있을 수 있었으며 운전하는데도 옛날처럼 힘들지 않았습니다. 그래도 고관절의 통증은 남아있어 4개월을 더 시행한 결과 고관절의 통증도 자연치유 되었습니다.

사례 2: 스트레스와 과음으로 인한 담석증, 고관절염

(장두열 씨; 부산시 금정구 금사동)

나는 평소 소변을 자주 보고 발톱무좀이 있었으며 술을 과음하였고 육식을 좋아하였는데 언제부터인지 양반다리하고 똑바로 앉아있기 힘들고 운전을 오래 하면 허리가 끊어질 것같이 아파 장거리 운전은 못하였습니다. 그러나 금방 수술할 병이 아니기에 참고 살다가 갑자기 창자가 끊어질 것 같은 통증과 어깻죽지가 아파 119를 불러 응급실에 갔더니 검사결과 담석증이라 판정받고 담석 제거수술을 하였습니다. 담석 제거수술을 하였음에도 여전히 어깻죽지가 아프고 등이 결리며 고관절의 통증이 갈수록 심해 검사해보니 별다른 원인이 없는 것으로 판명되어 돌아왔습니다. 그래도 통증은 여전하여 수시로 진통제를 복용하여왔는데 내가 걷는 모습을 뒤에서 보면 오리처럼 뒤뚱거리며 조금 절룩거린다고 하여 다시 검사하여보니 고관절염 3기 말이라며 수술을 권했습니다. 수술은 다음에 하겠다고 돌아와서 수술하지 않고 좋아지는 방법을 찾던 중 한방요법을 선택하게 되었습니다. 4개월 후 등이 결리며 어깻죽지가 아픈 증상은 사라졌고 10개월이 지난 후엔 고관절의 통증도 자연치유 되었습니다.

동양 의학적 자연치유

고관절염의 원인은 술 때문이라고 언론에 발표된 적이 있지만 그건 사실이 아니다. 고관절염의 근본 원인은 신장열과 간열이다. 신장열과 간열이 대퇴골두를 지나가며 괴사시키기 때문이다.

신장열이 있으면 소변을 자주 보고, 티눈, 발톱무좀, 발 각질화, 통풍, 요로결석, 족저근막염, 무지외반증, 등이 생기며 간열이 있으면 담석증, 유방암, 갑상선, 어깨통증, 턱관절, 눈 질환, 자궁근종 등의 증상이 생긴다. 그러므로 이러한 증상들이 있는 사람이 지속적인 스트레스를 받게 되면 자율신경이 깨지고 교감신경이 활성화되면 각 장부로 혈액 공급이 원활하지 못하고 이상 항진으로 생긴 열만 발생하는데 특별히 간은 더욱 영향을 받게 되어 알콜 섭취와 같은 간열을 발생하게 된다. 우리들이 신경을 쓰고 스트레스를 받게 되면 열 받는다는 말은 이를 뜻한다.

장두열 씨는 신장열과 간열이 있는 상태에서 자속적인 스트레스가 간열을 더욱 유발해 대퇴골두 무혈성괴사의 원인이 되었다. 그러므로 술 때문에 고관절염이 생긴 것이 아니고 간열이 있는 상태에서 술을 자주 먹게 되면 불난 집에 기름을 끼얹는 격이 되어 고관절염이 빨리 진행되었다. 장두열 씨 경우 신장열과 간열을 꺼주는 한방요법과 고관절에 연골이 재생되는데 필요한 성분을 공급하여 자연치유 되었다.

CHAPTER

07

강직성 척추염

01 강직성 척추염

1) 강직성 척추염의 서구의학적 원인

강직성 척추염은 말 그대로 척추에 염증이 생기면서 강직 현상이 일어나는 병이며 일종의 자가면역 질환으로, 몸의 면역체계에 이상이 생겨 정상 조직을 공격하는 것이다. 척추는 24개 척추뼈가 벽돌을 쌓아놓은 것처럼 구성돼 있으며 각각의 척추뼈 사이에는 인대가 연결되어 있는데 엉덩이뼈 뒤쪽에서부터 염증이 시작되고 척추를 따라 올라간다. 그런데 치료를 제때 못 받아 치료시기를 놓치면 척추염이 지속되면서 인대가 뻣뻣해지며 굳어버린다.

강직성 척추염은 환자 수가 적고 치료가 쉽지 않아 희귀난

치성 질환으로 분류되는 병이고 남성 환자 수가 여성의 배
가 넘을 정도로 남성에게 잘 생기는 병인데 남성에게 왜 많
이 생기는지 아직 명확히 밝혀지지 않았다. 주요 발병 연령
은 10대 후반에서 20대 초반이며 50대 이후에 증상이 생기
는 경우는 거의 없다. 서구의학에서는 아직까지 강직성 척추
염의 근본 원인을 밝히지 못하고 있다.

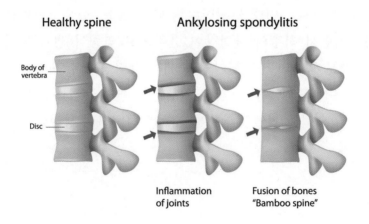

2) 강직성 척추염의 동양의학적 원인

서구의학으로는 강직성 척추염의 원인을 밝혀내지 못하고 있으나 근본 원인은 류마티스 관절염을 일으키는 인자가 척추에 발생한 것이다. 사람이 스트레스를 받으면 교감신경이 활성화되어 장부는 이상 항진을 일으켜 피는 가지 못하고 열을 발생하게 되는데 그때 생긴 열(熱)은 피를 마르게 하여 혈열이 생기고 골수를 마르게 한다.

이때 피가 뜨거워진 혈열은 척추 뼈와 척추를 둘러싸고 있는 근육, 힘줄, 인대에 침범하면 뼈와 근육, 힘줄, 인대 등이 약해지면서 척추의 관절강이 강직되고 염증이 생기는 병이다. 때문에 류마티스 환자들 중에는 강직성 척추염을 동반하는 경우가 많다. 즉, 강직성 척추염의 원인은 류마티스 관절염을 일으키는 혈열(血熱)이 척추를 침범하여 생긴다.

3) 강직성 척추염의 증상

강직성 척추염 환자들이 겪는 통증 대부분이 허리와 엉덩이에서 생긴다. 특히 허리 통증은 허리디스크와 비슷해 오해하기 쉬운데, 자고 일어났을 때 유독 허리가 뻣뻣하고 통증이 심해진다는 특징이 있다. 심하면 잠에서 깨기도 하며 일어나서 활동하면 증상이 사라진다. 같은 자세로 오래 있으면 허리 통증이 심해지기도 하는데, 이것이 허리디스크와 구별되는 점이다. 디스크는 몸을 움직이지 않고 쉬면 증상이 나아지고 움직이면 심해진다.

류마티스 관절염이 손가락, 손목 등 비교적 작은 관절에 생기는 반면 강직성 척추염은 무릎, 어깨, 발목, 엉덩이뼈에 염증을 유발한다. 양쪽보다는 한쪽 관절에만 증상이 생기는 경우가 흔하며 발바닥이나 발뒤꿈치, 갈비뼈, 가슴 부위에 통증이 생길 수 있다.

사례 1: 어린나이의 강직성 척추염

(나성식 군; 충북 충주시 단월동)

나는 군대를 입대하여 군 생활을 하던 중 자고 나면 아침에 허리가 뻣뻣하다가 움직이면 잠시 좋아져 너무 무리해서 그러는 줄 알고 참고 생활하다가 갈수록 허리가 뻣뻣해지며 통증이 심해 검사해보니 강직성 척추염으로 진단받고 의병 제대를 한 다음 지금까지 5년 동안 계속 약을 복용하고 있지만 좋아지기는 커녕 약의 부작용으로 살이 더 찌고 하루도 약을 복용하지 않고서는 견디지 못하고 있습니다. 그러한 생활을 5년을 보내고 보니 목부터 허리, 어깨까지 자유스럽게 움직이지 못하고 뻣뻣하게 굳어지는 느낌이 들어 큰 병원에 가 다시 검사해보니 똑같은 강직성 척추염이라 하여 약을 복용하고 있으나 좋아질 기미는 보이지 않고 허리와 어깨가 굳어 움직일 때 부자연스러워 너무 고통스러웠습니다. 아직 나이가 젊으므로 빨리 나아야 한다는 일념으로 다른 방법을 찾던 중 한방요법을 사용하였는데 4개월이 경과되니 목디스크와 어깨가 좋아지더니 10개월 후에는 허리 통증이 심했던 강직성 척추염도 자연치유 되었는데 비교적 젊은 나이 때문에 빨리 회복할 수 있었다고 생각 합니다.

동양 의학적 자연치유

강직성 척추염은 쉽게 사라지는 병이 아니기 때문에 증상을 관리하면서 서서히 완화시켜야 한다.

운동은 관절운동을 원활하게 하고 자세가 이상하게 변형되는 것을 방지할 수 있기 때문에 필수적으로 해야 하며 규칙적으로 매일 하는 것이 좋다. 몸통, 목, 어깨, 허리 등을 최대한 뒤로 펴거나 회전시키는 동작이 도움이 되며 많은 운동 중 수영이 효과적이다. 수영은 몸의 여러 관절운동을 동시에 원활하게 할 수 있고, 호흡운동까지 촉진시키기 때문이다. 몸에 갑작스러운 충격이 가해질 수 있는 축구, 농구 등은 피한다.

강직성 척추염은 디스크처럼 척추신경을 자극하는 병이 아니라 염증이 반복되면서 주변 조직이 뼈처럼 굳어가는 병으로 오랜 세월에 걸쳐 진행되며 결국 척추가 유착되는 질환이기 때문에 발병 초기에 올바른 치료법을 선택해야 한다.

류마티스 관절염은 피 부족으로 인한 장부의 혈열이 모든 관절을 침범하여 변형과 통증을 일으키고 강직성 척추염은 뼈와 뼈를 연결하는 인대와 힘줄 그리고 근육을 공격하는데 특히 척추관절과 엉덩이관절(천장관절)을 침범하여 굳어지게 하는 질병이다.

강직성 척추염은 모세혈관 혈행(血行)이 좋아지고 염증이 잡히면 효과를 느낄 수 있기 때문에 척추 쪽에 열이 가해지는 원인을 찾아 그 혈열을 꺼주고 혈액순환이 잘되도록 하는 한방요법과 영양요법을 시행하면 더 진행되지 아니하고 서서히 좋아진다.

강직성 척추염이나 류마티스 관절염에 진통제를 복용하지 않고는 그 통증을 감내할 수 있는 사람은 별로 없다. 그러므로 진통소염제를 장복하게 되는데 장복 할수록 부작용과 합병증은 이루 말할 수 없이 크다. 통증이란 프로스타글란딘이라는 물질이 혈관을 확장시킬 때 나타나는 현상이다. 조금 더 깊게 설명하자면 프로스타글란딘은 체내 혈류를 원활하게 하기 위해 혈관을 확장하는데 그 과정에서 통증이나 발열 등이 나타난다. 그런데 진통제는 이 프로스타글란딘의 생성을 억제한다. 프로스타글란딘이 줄면 지각신경이 마비되어 통증이 누그러지기는 하나 혈류장애는 약화된다. 만일 약 복용을 중단하면 인체는 혈류를 다시 회복하기 위해 프로스타글란딘을 동원하기 때문에 다시 통증이 시작되고 진통제를 먹어야 하는 악순환이 반복된다. 혈류장애는 전신의 세포에서 활력을 빼앗고 갖가지 병을 부른다.

　나성식 군의 강직성 척추염에는 류마티스 관절염에 준하는
한방요법을 시행하여 강직성 척추염이 자연치유 되었다.

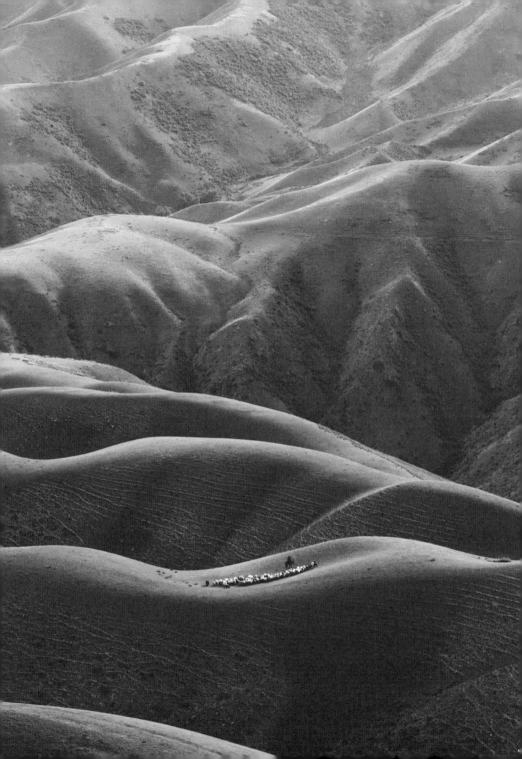

만성질환

01 폐

1) 폐의 기능

가슴 속에는 폐와 심장이 있고 폐는 가운데에 있는 심장을 양쪽으로 싸고 있어 심장의 작용을 받으며 공기는 코로 호흡하며 기관지를 통해 폐로 들어가므로 폐에 열이 생겨 폐가 건조하면 기관지나 코에 문제가 생긴다. 폐는 공기에서 산소를 혈액 중으로 받아들이고 혈액 속의 노폐물인 이산화탄소를 공기 중으로 배출시키는 역할을 한다.

2) 폐열이 생기는 원인

가슴속에는 폐와 심장이 있고 폐는 가운데에 있는 심장을 양쪽으로 싸고 있어 심장의 작용을 받는다. 쇠(金)는 열(火)로 인해 녹듯이 화극금(火克金) 심장의 열은 폐를 뜨겁게 하고 건조하게 하여 심장열과 폐열은 비염의 원인이 된다.

3) 폐한증이 생기는 원인

폐한증은 폐에 찬 기운이 몰려있는 체질을 뜻한다. 심장이 뜨거운 폐열증과 반대로 심장의 피가 차고 수범침금(水泛沈金), 몸에 물이 너무 많아 쇠가 가라앉는 체질이라고 하면 이해가 갈 것 같다. 그렇기 때문에 날씨가 춥거나 찬바람을 쏘이면 알레르기 비염 증상이 더욱 심해지는 것이며 주로 몸이 차거나 추위를 잘 타는 사람에게 많다.

02 알러지 비염

1) 알레르기 비염의 서양의학적 정의

알레르기 비염은 어떤 물질(항원)에 대하여 코의 비만세포가 과민반응을 일으켜 발작적이고 반복적인 재채기, 맑은 콧물, 코막힘, 가려움증 등의 증상이 나타나는 병을 말한다. 최근 환경오염, 미세먼지, 동물 털, 공해의 증가 등에 따라 국민 500만 명 이상이 알레르기 비염을 앓고 있을 정도로 흔한 병이다

알레르기 비염의 증상에는 재채기, 코막힘, 콧물, 코나 입천장, 목, 눈, 귀의 가려움, 코 막힘 등이 있다. 보통은 18세 전 청소년기에 증상이 나타나는 경우가 많으나 성인이 된 이

후에 처음으로 나타나는 경우도 있다. 그러나 서구의학에서는 알레르기 비염의 근본 원인을 아직까지 밝히지 못하고 있다.

2) 알레르기 비염의 동양의학적 정의

첫 번째, 폐한증(肺寒症) 때문이다.

폐한증이란 폐에 냉(찰冷)이 정도 이상 내재되어 있는 한체질(寒體質)을 말한다. 한체질은 손발이 차고, 얼굴이 하얀 편이며, 추위를 잘 타고, 몸매나 얼굴형이 동양적인 형이라고 할 수 있다. 이러한 한(寒)체질인 경우는 경락이나 오장육부에 냉(冷)이 내재되어있다.

두 번째, 폐열증(肺熱症) 때문이다.

폐열증(肺熱症)이란 폐에 열(熱)이 정도 이상 내재되어 있는 열체질(熱體質)을 말한다. 열체질은 한체질의 반대다. 손발이 따뜻하고 땀이 많으며 열이 많아 더워하는 체질이다. 이러한 열체질인 경우는 경락이나 오장육부에 열(熱)이 내재되어 있다. 이러한 체질인 사람들은 밖의 온도와 맞지 않으면 코에서 알러지 비염증상이 나타난다.

알러지 비염 현상이란 콧물, 재채기, 코 막힘, 코 가려움, 눈물, 눈 가려움, 목 가려움, 잔기침 등이 나타나는 증상을 말한다. 이러한 증상을 예를 설명하면 겨울에 날씨가 차거나, 비 오는 날에 차를 운행할 때 차 안의 온도와 밖의 온도가 차이가 많이 날 때 차 유리에 서리가 끼는 증상과 같은 현상이다. 그럴 경우 에어컨을 틀어서 밖의 온도와 맞추면 서리가 없어지는 현상을 경험하였듯이 코는 폐와 관계가 있으며 폐가 차거나 열이 많으면 코에 알러지 비염 증상이 나타나므로 한방요법으로 폐의 한(寒)이나 열(熱)을 맞추어 주면 알러지 비염현상은 없어진다.

알러지 비염의 원인이 외부의 항원 즉, 먼지, 곰팡이, 진드기, 동물 털, 꽃가루 등이라고 단정하여 외부의 원인을 찾아 아무리 깨끗이 청소하고 없애도 알러지 비염 증상이 없어지지 않는 것은 이와 같은 원인 때문이다.

사례 1: 폐한증으로 인한 알러지비염

(신연주 여인; 경기도 성남시 분당구 서현동)

나는 43세로 키 65cm에 체중 50kg으로 남 보기에는 미스코리아 못지않게 날씬한 몸매지만 정작 나는 아무리 잘 먹어도 살이 찌지 않고 발에 티눈이 있으며 소변을 자주 보고 방광염에 자주 걸리며 추위를 많이 타고 손발이 차갑습니다. 특히나 아침에 일어나 재채기를 시작하면 아무 일도 하지 못할 정도로 콧물이 쏟아지고 코 안이 가려워 어떻게 할 줄 몰라 코를 물로 씻어보고 휴지로 코를 막아보기도 하지만 어디서 그렇게 콧물이 쏟아지는지 모를 정도로 심해 집안일을 전혀 하지 못하고 알레르기 비염약을 먹고 잠잠해지면 다시 아침 일과를 시작합니다. 종합병원에 가서 알러지 검사를 하고 면역주사요법도 하여보았지만 전혀 효과를 보지 못하고 임시방편으로 항히스타민제를 먹고 있는데 졸리고 나른하며 기분이 좋지 않아 다른 좋은 방법이 있을 거라 생각하다가 한방요법을 시행하였는데 4개월 후 소변을 자주 보는 증상과 방광염, 티눈이 좋아졌고 6개월이 지난 후에는 지긋지긋한 알레르기 비염증상에서 해방될 수 있었습니다.

동양 의학적 자연치유

신연주 여인은 전형적 한(寒) 체질이다.

한(寒) 체질이란 폐에 냉(冷)이 차 있기 때문에 폐를 따뜻하게 하여야 하는 한방요법과 또한 위가 늘어져 있는 위하수가 있어 아무리 잘 먹어도 살이 찌지 않으므로 위하수도 한방요법을 시행하여 자연치유 되었다. 신 여인의 발에 티눈이 있고 소변을 자주 보고 방광염이 자주 걸리는 것으로 보아 신장에 火가 있는 신화(腎火) 증상이 있었다. 신화 증상이 더 심해져 염증으로 진행되어 신장기능이 약해져 소변을 자주 보고 신장의 열이 밑으로 내려가 살을 태워 티눈이 생겼다. 신장기능이 약해지면 소변으로 나가야 할 수분이 코로 나오며 콧속의 비만세포를 건드려 재채기가 나오거나 가렵고 콧물이 나오는 알레르기 비염 증상이 나타난다. 그러므로 신연주 여인은 한방요법으로 신장의 火를 꺼주어 신장기능을 회복시키고 위하수를 치료하여 음식을 잘 섭취하게 되었으므로 피가 많아지고 폐한증(肺寒症)이 없어져 알레르기 비염이 자연치유 되었다.

사례 2: 열이많은 체질로 인한 알레르기비염

(강성수 씨; 용인시 수지구 신봉동)

나는 35세로 무역회사에 근무하고 있습니다.

발에 발톱무좀이 있고 냄새가 나며 얼굴로 땀이 많고 눈은 자주 충혈되며 아침에 일어나면 코가 막히고 콧물이 나오며 코 안이 가려워 휴지로 코를 막고 하루를 시작합니다. 알러지 비염이라고 하여 양약을 먹고 있지만 약을 먹을 때 잠시만 호전되고 시간이 지나면 증상이 똑같아 정신을 못 차릴 정도입니다. 코가 막히면 정신이 멍해져 있으며, 머리도 아프며 화장지로 코를 막고 있으면 남 보기도 흉하여 좋아질 때까지 연속으로 약을 먹을 때가 한두 번이 아닙니다. 그러다 보면 어지럽고 힘이 없어지며 앉아있거나 운전하기 힘들 때가 있어 회사업무에 막대한 지장을 주어 좋은 방법을 찾다가 한방요법을 택하였는데 나이가 젊어서인지 6개월 후 지긋지긋한 콧물, 코막힘, 가려움증의 알레르기비염 증상이 자연치유 되었습니다.

동양 의학적 자연치유

폐가 건조하면 기관지와 코가 건조하여 코가 막히고 신장 기능이 약하면 밑으로 빠져야 할 수분이 콧물로 나오며 가려움증을 유발하는데 이를 알러지 비염이라 한다. 폐가 건조하게 되는 이유는 심장의 열과(火克金) 간열(木旺金缺) 때문이며 또, 신화현상으로 신장에서 폐를 자윤시키지 못하기 때문이다.

강 씨의 경우 눈이 충혈 되는 것은 간열(肝熱) 때문이며 발톱무좀은 신화(腎火) 현상이고 땀이 많고 상열되는 것은 심장열(心臟熱) 때문이다. 간열은 심장열을 초래하고 심장열은 폐에 직접적인 영향을 초래하여 폐가 건조하게 된다(火克金). 그러므로 강성수 씨는 한방요법으로 신장 火, 간열, 심장열을 꺼주고 폐를 자윤시켜 강성수 씨의 알레르기 비염은 자연치유 되었다.

03 목이 자주 쉬며 목이 답답하고 묽은 가래가 있으며 잔기침을 자주 하는 증상

목에 가래가 걸려 있는 것 같아 음~음~거리며 헛기침하고 답답해하며 목이 자주 쉬어 목소리가 갈라지고 때로는 목이 근질근질하다고 하는 증상을 서구의학에서는 뚜렷한 병명 없이 신경성이나 역류성 식도염이라 하고 목소리가 자주 쉬는 것은 성대 결절이라 한다. 그러나 검사에는 나오지 않지만, 본인 스스로는 여간 고통스러운 일이 아니다. 왜냐하면, 목에 가래가 늘 붙어있으니 자주 헛기침을 하여 가래를 내뱉거나 삼키는 행위를 한다. 또 상대방과 말을 한다든지 노래를 부르려고 하면 목소리가 잘 나오지 않아 음~음~하며 잔기침을 하고 목을 다듬은 다음 노래를 하거나 말을 하여 본인은 물론 상대방에게도 신경 쓰이게 한다.

　이러한 증상의

　첫 번째 원인은 인체는 기(氣)라는 것이 있는데 스트레스로 인하여 기(氣)가 순환하지 못하고 목에 맺혀있어 답답하고 가래가 걸려있는 기분을 느낀다.

　두 번째 원인은 심장의 열로 인해 폐(肺)가 건조하면 폐의 진액(津液)이 부족하여 기관지가 건조하게 되어 이러한 증상이 나타난다. 기관지는 폐(肺)를 주관하는데 폐의 진액(津液)이 부족하면 기관지가 자연적으로 조(燥)하게 되어 답답하고 가래가 끼어 있는 것처럼 느껴지고 목소리가 쉬는 증상이 자주 나타나 일상에서 고통받게 된다.

사례 1: 목에 가래가 있는 듯한 이물감과 잔기침

(김진성 씨; 경기도 과천시 중앙동)

저는 4년제 대학 경영학과를 졸업하고 제약회사 영업사원으로 입사하였습니다.제약회사 영업사원이란 한 달 목표액이 있어 약국이나 병원을 돌아다니며 그달의 목표액을 채워야 하는데 목표를 채우지 못하면 늘 신경이 쓰일 수밖에 없었습니다. 그래서 나는 날마다 정장 차림에 구두를 신고 돌아다녀야 했는데 그래서 그런지 발에서 냄새나고 무좀과 발톱무좀이 있었습니다. 또한, 영업할 때 어려운 사람 앞에서 상담하거나 중요한 이야기를 할 경우 목이 답답하고 가래가 끼어 있는 것 같아 음~음~하며 헛기침을 하는 버릇이 있었습니다. 그럴 때면 본인은 물론 남이 듣기에도 불안정하고 거북해 보여 신경이 많이 쓰였습니다. 하여 가래가 없어지는 약이나 도라지를 먹어보기도 했으나 전혀 효과가 없어 검사해보니 역류성 식도염이라는 진단을 받고 약을 복용하고 있으나 효과가 없어 혹, 암이 아닌가 하는 생각을 할 정도로 고민을 많이했습니다. 여러 방법을 시도하여 보았지만, 전혀 효과가 없다가 한방요법을 시행하고 4개월이 지나니 목이 가렵거나 헛기침을 하지않고 남들 앞에서 마음 놓고 이야기할 수 있으니 좋고, 늘 긍정적으로 생활합니다.

동양 의학적 자연차유

코와 기관지는 폐가 주관하고 있으므로 폐가 건조하여 생기는 증상은 폐의 진액을 채워야 한다.

화극금(火克金) 쇠(金)를 녹이는 것은 불(火)이기 때문에 폐가 건조(乾燥)하는 이유는 심장에 열이 많기 때문이다. 그러므로 상극(相剋)의 법칙을 적용하여 신장의 기능을 강화하여 심장의 열을 꺼주고 수극화(水克火) 폐의 진액을 채우는 한방요법을 사용하면 자연치유 된다.

김진성 씨 역시 발에서 냄새나고 발톱무좀이 있는 것으로 보아 신火현상이 있었고 목표를 채워야 한다는 생각이 심장의 화로 작용하여 심장열이 있었던 관계로 신화를 꺼주고 심장열을 꺼주는 한방요법으로 자연치유 되었다.

사례 2: 목이 자주쉬는 증상

(유기준 목사님; 경북 상주시 계산동)

나는 키 172cm에 몸무게 70kg으로 교회 목사입니다. 그런데 요즘 설교를 하려면 목이 빨리 쉬어 목소리 톤을 높이기 어렵고 찬양은 더더욱 어렵습니다. 평소 소변을 자주 보고 발톱무좀이 있으며 상체로 땀이 많이 나며 잠이 예민하여 자주 깨고 눈이 충혈되며 어깨가 아프고 목디스크 증상도 있었습니다. 언제부터인지 목이 답답하여 음~음~ 거리며 잔기침을 자주 하게 되었고 목에 가래가 걸려있는 것 같으며 목이 잠기고 찬양을 많이 한다거나 고음을 내고 나면 목이 쉬곤 하여 각별히 주의를 하였는데 한번 쉰 목소리는 풀리지 않아 큰 병원으로 가서 검사를 해보니 성대 결절이라는 소견이 나와 그에 대한 약을 먹고 있지만, 전혀 도움이 되지 않아 걱정하고 있다가 한방 요법을 택하게 되었습니다. 시행한 지 4개월 후 소변을 자주 보는 증상, 눈의 충혈증상이 좋아졌고 6개월 후에는 발톱무좀이 없어졌으며 목이 좋아져 잔기침과 목소리도 터져 이젠 설교와 찬양도 잘하고 있습니다.

동양 의학적 자연치유

유 목사님은 우선 발톱무좀, 소변을 자주 보는 것, 눈이 충혈되며 어깨가 아픈 것, 그리고 목 뒤가 뻐근하고 잠이 예민한 것은 신장열과 간열, 심장열이 있기 때문이다. 폐는 간과 심장에 열이 많으면 폐가 건조하게 되며, 신장의 수(水)가 폐를 자윤 해야 하는데 신장의 火로 인해 신장이 열이 있으면 폐를 자윤 하지 못하였으므로 폐가 건조하였다. 그러므로 기관지가 건조하여 잔기침을 하고 이물질이 걸려있는 것처럼 답답하여 음~음~ 거리며 잔기침을 자주하고 성대가 결절되어 목이 자주 쉰다.

그러므로 유 목사님은 신장과 간, 심장의 열을 꺼주고 폐를 자윤시키는 한방요법으로 자연치유 되었다.

04 여성들의 냉대하와 질염

서구의학적으로 질염과 냉대하증의 근본 원인을 밝혀내지 못하고 있다. 이 질환은 냄새나는 것이 특징이며 이러한 냄새는 생리 중이거나 성관계 후 더욱 두드러진다. 특히 칸디다 질염은 여성의 75%가 걸릴 정도로 발병 율이 높다. 칸디다 질염의 특징은 분비물 외에 작열감. 소양감. 성교통. 배뇨통 등의 증상을 동반한다. 질에는 정상적으로 윤활액이 분비되어 질벽을 보호하고 있다. 질 분비물은 보통 냄새가 없이 맑은 것이 정상이지만 염증이 생긴 경우는 질 분비물의 냄새가 심하거나, 외음부의 가려움증이 생기거나, 색깔이 평소와 변하게 되는데 이것은 질염에 의한 것이다. 질염은 원인에 따라 세균성, 트리코모나스, 칸디다 질염 등으로 나눌 수 있다. 정상 질 내의 산도(pH4.5) 변화에 의해 발생하며 질 내의 무엇이 정상 질 내 세균에 변화를 일으키는지는 정확히 알려져 있지 않지만, 성교나 질세척 후 일어나는 알칼리화가 원인일 수도 있다. 따라서 질 내 산도를 변화시킬 수 있는 꽉 쪼이는 의류나 통기가 안 되는 옷을 착용한 경우, 경구용 피임제 복용, 폐경, 당뇨병에 의해서 질염이 생길 수 있다.

  질 분비물이 흔하고 심한 경우 속옷이 젖을 정도로 질 분비물이 많은 경우도 있으며 질 분비물에서 비린내 같은 악취가 나는 경우도 있다. 정상적인 질 분비물과는 구분하여야 한다. 정상적인 질 분비물은 질에서 떨어져 나오는 세포 사이의 조직액이 밖으로 스며 나오는 삼출액과 자궁경부에서 나오는 점액, 자궁내막, 나팔관의 삼출액 등이 있는데, 색이 희고 뭉쳐지는 경향이 있다. 질염에 걸리면 질 입구의 가려움, 화끈거림, 성관계 시 통증, 배뇨 시 쓰라림 등을 동반한다.

사례: 과체중과 스트레스로 인한 질염

(정세희 여인; 인천시 동구 송현동)

나는 42세로 질염 때문에 심각한 고민에 빠져 사는데 의욕이 없습니다. 질염 때문에 병원에 다니고 있는데 약을 복용할 때는 좋아지지만 약을 중지하면 다시 재발해 신경이 쓰여 여간 고통스럽지 않는 데다 남편 모르게 빌린 부채와 아이들의 양육문제 때문에 받은 지속적인 스트레스를 누구에게 말도 못 하고 속으로만 끙끙 앓았습니다. 결혼 전에도 냉대하가 조금 있었기는 하지만 결혼하여 출산하고 난 후부터 더 심해지고 냄새 때문에 남편을 대하기가 여간 곤혹스럽지 않습니다. 아무리 뒤처리를 잘해도 개선되지 않았고 남편과 잠자리 후면 더욱 심해져 부부관계도 소원한 상태입니다. 나는 키 160cm에 체중 70kg으로 평소 소변을 자주 보고 몸이 부으며 발톱무좀이 있었고 과체중 때문에 더욱 신경이 쓰여 다이어트를 시도했지만, 그때마다 요요현상으로 실패하여 체중도 줄지 않고 질염도 좋아지지 않아 심각하게 고민하다 마지막으로 한방요법을 시행하게 되었습니다. 시행한지 6개월 후 몸의 부기가 빠져 체중도 줄기 시작하였고 8개월 후에는 질염도 깨끗이 자연치유 되었습니다.

동양 의학적 자연치유

서구의학은 질염의 정확한 원인을 밝히지 못하고 체내 호르몬 변화, 환경적인 요인, 당뇨병, 피임약을 자주 사용하는 여성, 고온다습한 날씨, 만성피로 등이라 한다. 질염은 분비물이나 냄새 때문에 날마다 속옷을 갈아입어야 하며 소양감과 작열감 때문에 고통이 심하다. 질염이 생기면 여성들은 남성에게 전염됐다고 생각하지만, 남성 때문에 감염되는 경우는 드물다. 왜냐면 10세 이하의 어린이나 결혼하지 않은 여성들에게도 자주 나타나기 때문이다.

그러나 냉대하와 질염의 근본적 원인은 오장육부 중 신장과 간이 주관한다. 신장과 간은 서로 상생 관계이다 보니 신장이 나빠지면 간도 나빠진다. 간에 피가 부족하면 눈에는 안구건조증이 오고 질에는 질 건조증이 온다. 특히 과로하고 지속적인 스트레스를 받으면 교감신경이 긴장하고 흥분계 호르몬이 분비되어 강력한 독성을 지닌 활성산소가 증가하여 간의 항산화 기능이 떨어져 간열이 생긴다. 간열은 하체 쪽으로 나가며 고관절이나 자궁, 발목에 문제를 일으키고 상체 쪽으로는 유방, 어깨, 갑상선, 턱. 눈을 통해 나가며 문제를 일으킨다. 여성들의 만성적인 냉대하와 질염의 원인은 신장열과 스트레스로 인하여 생긴 간열 때문이다.

정세희 여인의 경우 신장기능이 약한 상태에 만성적인 스트레스로 인한 간열이 질염의 원인이었으므로 신장열과 간열을 다스리는 한방요법으로 모두 자연치유 되었다.

05 이명

1) 이명이란

이명이란 귀에서 들리는 소음에 대한 주관적인 느낌을 말한다. 즉 외부로부터 귀에 자극이 없는 상황에서 소리가 들린다고 느끼는 상태이며 자신을 괴롭히는 정도의 잡음이 느껴질 때를 이명이라 한다.

소리는 여러 가지 증상으로 특정한 한가지로 단정할 수 없으며 과로와 수면장애가 있을 경우 더욱 심해지고 주위가 조용한 저녁에 잠들려고 할 때 더욱 크게 들리며 신경이 예민할 때 더욱 심해진다. 이명은 앞으로 귀가 들리지 않을 것이라는 즉 난청의 전조증상이며 이명보다 난청이 더 괴롭다.

2) 이명의 서양의학적 원인

서구 의학적으로는 이명의 정확한 원인을 알 수 없고 다음과 같이 추정할 뿐이다.

첫째, 노인성 난청으로 세월이 흐름에 따라 모든 장기가 노화되어 자연적으로 일어나는 현상을 말한다.

두 번째, 강한 소음 때문에 의한 손상 때문이다.

세 번째, 메니에르 증후군이다. 메니에르 증후군은 귀의 달팽이관이 고장 나 어지럼증이 나타나는 병을 말한다.

네 번째, 만성중이염 때문이다

다섯 번째, 약물로 인한 손상이나 뇌 신경종양, 고혈압, 당뇨, 심장질환, 혈관기형, 턱관절, 목디스크 등이다.

3) 이명의 동양의학적 원인

동양 의학적으로 귀는 신장, 눈은 간, 코와 기관지는 폐, 구강은 위, 혀는 심장이 주관한다.

이명은 신장의 기능이 약한 사람이 간열과 심장열이 위로 올라가 귀를 통해 나가며 귀를 울리면서 시작된다. 쉽게 설명하자면 옛날 한옥의 창문이나 방문에 창호지가 발라져 있었는데 창호지에 조그만 구멍이 나 있을 때 바람이 불면 그 바람이 뚫어진 구멍을 통해서 나갈 때 소리가 크게 들리는 현상과 같다. 그러므로 심장열과 간열을 꺼주고 신장의 기능을 회복시키는 한방요법을 사용하면 자연치유 된다.

사례: 신장기능 약화와 스트레스로 인한 이명

(남장수 씨; 경기도 성남시 분당구 구미동)

나는 63세로 고혈압약을 복용하고 있으며 특별히 아픈 데는 없으나 나이 탓인지 저녁에 소변을 자주 보고 발톱무좀이 있으며 발뒤꿈치 각질화가 심해 목욕탕에 가서 자주 벗겨내곤 하는데 이명으로 6년째 고생하고 있습니다. 나는 가정사로 인해 몇 년 전에 지속적인 스트레스를 받은 적이 있었는데 그건 다름 아닌 부인과의 이혼문제로 3년간 싸우다가 결국은 갈라서고 말았습니다. 그래서 그런지 눈이 충혈되고 목뒤가 뻣뻣하며 목 주위와 어깨 주위가 딴딴하게 굳고 아파 그럴 때마다 파스를 바르고 근이완제를 먹곤 했습니다.

그리고 이혼한 뒤부터 귀에서 귀뚜라미 우는 소리가 들리더니 점점 커져 낮에는 견딜만하나 밤에는 더욱 크게 들려 수면장애뿐만 아니라 난청으로 소리가 잘 들리지 않았습니다. 이를 낫기 위해 여러 가지 방법을 동원하여보았지만, 효과를 보지 못하고 거의 포기하고 있다가 한방요법을 택하게 되었는데 6개월 후 발톱무좀과 소변 자주 보는 증상이 현저히 좋아졌고 8개월 후에는 고혈압도 조절되며 이명의 강도가 점점 줄어들더니 12개월 후에는 완전히 자연치유 되었습니다.

동양 의학적 자연치유

남장수 씨의 경우 소변을 자주 보고 발톱무좀이 있는 것은 신장의 火 때문이며 그로 인해 신장기능이 저하되어있는 상태에 부인과 이혼문제로 지속적인 스트레스를 받아 간열이 생겨 눈이 충혈되고 어깨주위 근육이 아프게 되었다.

동양 의학적으로 귀는 신장, 눈은 간, 코와 기관지는 폐,구강은 위, 혀는 심장이 주관한다.

이명은 신장의 기능이 약한 사람이 간열과 심장열이 위로 올라가 귀를 통해 나가며 귀가 울리면서 시작된다. 쉽게 설명하자면 옛날 한옥의 창문이나 방문에 창호지가 발라져 있었는데 창호지에 조그만 구멍이 나 있을 때 바람이 불면 그 바람이 뚫어진 구멍을 통해서 나갈 때 소리가 크게 들리는 현상과 같다. 남장수 씨의 경우 간열과 심장열을 꺼주고 신장의 기능을 회복시키는 한방요법을 사용하여 자연치유 되었다.

06 베젯트병

1) 베젯트병의 서양의학적 정의

베체트병은 구강과 생식기에 궤양을 일으키며 눈과 피부에 다양한 증상을 나타내는 자가면역질환의 일종으로 전신의 혈관에 염증을 나타내는 질환이지만 정확한 원인은 알 수 없다.

이병은 터키의 피부과 의사인 훌루시 베체트(Hulusi Behcet) 선생이 1937년에 구강과 성기에 반복적인 궤양이 생기고 눈에 염증이 반복적으로 발생하는 환자를 학회에 보고하면서 알려졌으며 그의 이름을 따서 베젯트병으로 불리게 되었다.

증상은 주로 구강, 성기 점막, 눈 각막에 염증과 궤양이 생기지만 전신성 혈관염이기 때문에 혈관이 흐르는 곳이라면 신체 어디에든 증상이 나타날 수 있다.

심한 경우에는 관절, 심장혈관, 위장, 신경계 등에도 나타나고 모든 연령에서 발병되지만 주로 20~30대에 잘 걸리며 남자, 여자 비율이 거의 동등하다.

베젯트병은 일상생활이 불가능할 정도의 장애는 초래하지 않지만 눈에 포도막염이 발생한 환자 중에서 약 20%는 시력을 잃게 되는 경우도 있다. 포도막염에 의한 합병증으로는 녹내장, 백내장, 황반변성, 망막박리 등이 있다.

서양 의학적 베젯트병의 국소요법에는 스테로이드 크림이나 스테로이드 약물을 사용하고 전신요법에는 스테로이드를 비롯하여 백혈구 기능을 억제하는 약물을 복용하는데 부작용이 있다

2) 베젯트병의 동양의학적 정의

사람의 이목구비는 신체 내 오장육부와 관계가 있다.

눈은 간, 코와 기관지는 폐, 귀는 신장, 입안은 위, 혀는 심장이 주관하며 혀를 심장의 X-ray라고 한다. 우리가 스트레스를 받아 간열이 생기면 간의 기혈이 뭉쳐 피가 충분히 채워지지 않게 된다.그렇게 되면 간의 피가 간 문맥을 통해 심장으로 충분히 공급되는 작용이 약하게 되고 심장은 피를 받기 위해 자주 뛰게 되는데 그 열은 혀로 나가며 혀가 빨갛고 오돌토돌한 혓바늘이 돋아난다. 그러나 심장의 열이 더욱 심해지면 혀가 터져나가고 염증이 더욱 심해져 통증의 강도가 심해진다. 그때 심장에 피가 충분하면 피가 혀의 상처를 치유하게 되는데 그렇지 못하면 패인 상태가 오래가게 되는데 그러한 상태를 베젯트병이라 한다.

그러므로 간열이 심장에 영향을 미치지 않도록 간에 피가 충분히 쌓이도록 하면 심장에 피가 충분히 공급되어 혀에 열이 나가지 않으므로 베젯트병은 자연치유 된다. 생식기는 신장열과 간열이 주관하므로 신장과 간에서 열이 나가지 않도록 혈액순환을 원활히 해주면 자연치유 된다.

사례 1: 스트레스로 인한 만성피로, 안구건조증, 베젯트병

(장선희 여인; 경기도 안양시 만안구 석수동)

나는 39세로서 조그마한 자영업을 하고 있으며 안구건조증과 발톱무좀, 족저근막염이 있고 위가 약해 음식을 많이 먹지 못하여 늘 피곤하였으며 잇몸이 부으며 혀에 염증이 자주 생겨 음식을 제대로 먹지 못하였습니다.

피곤해서 그러려니 하며 참고 지나다 보니 그 정도가 더욱 심해지고 한 달에 아프지 않은 날이 거의 없을 정도였습니다. 연고도 발라보고 약도 먹어보았지만, 그때 잠시 좋아지는 것 같다가 완전 치유는 되지 않고 피곤하면 다시 재발하는 횟수가 더욱 잦아져 종합병원에 가 검사해보니 베젯트병이라는 진단을 받고 5년 동안 약을 먹고 있는데 완전히 좋아지지 않아 한방요법을 택하게 되었습니다. 6개월 후 위가 좋아져 음식을 충분히 섭취할 수 있어 피곤하지 않았으며 잠도 잘 잤고 베젯트병도 자연치유 되었습니다.

동양 의학적 자연치유

혀는 심장이 주관하고 있으므로 심장을 치유해야 혀가 좋아진다. 심장병이라고 하면 무섭게 생각하지만, 심장도 일반 근육으로 되어있으며 간에서 심장으로 보내는 피가 부족하면 심장이 피를 받기 위해 자주 뛰는데 이때 나타나는 여러 가지 증상을 심장병이라 한다.

장 여인은

첫째, 먹어야 피가 되고 살이 되는 비, 위가 약해 음식을 많이 섭취하지 못하여 피를 생성하지 못해 간에 피가 쌓이지 못하였고

두 번째, 발톱무좀과 안구건조증이 있는 것으로 보아 신장 기능이 약하여 간을 돕지 못하고 간에 피가 부족하면 심장으로 피를 보내주는 작용이 약해 심장이 자주 뛰어 허열이 생기고 그 열이 혀로 나가며 베젯트병이 된 상태에 있었다.

그러므로 장 여인은 한방요법으로 비, 위의 기능, 간의 기능, 심장의 기능을 회복하여 베젯트병이 자연치유 되었다.

07 뇌졸중

1) 뇌졸중의 서양의학적 정의

뇌졸중은 흔히 중풍이라고 한다.

뇌졸중은 서양의학에서 부르는 용어이고 중풍은 동양의학에서 다루는 용어이다. 뇌졸중은 우리나라 사람들의 사망원인 중 암 다음으로 3위를 차지하고 치명적인 중증 질환이다. 유명인이 갑자기 뇌졸중으로 사망했다는 뉴스는 매우 흔한데 요사이는 노인뿐만 아니라 젊은 사람에게도 많이 나타난다.

몇 해 전 젊은 모 탤런트가 미국 방문 중 지주막하 출혈로 급작스럽게 뇌수술을 받았다. 이것 역시 뇌졸중이며 이처럼 젊은 사람들도 스트레스를 많이 받거나 신경을 많이 쓰면 갑작스럽게 뇌졸중이 발병할 가능성이 높다.

뇌졸중 증상이 일어났을 때는 응급실로 환자를 급히 이송해야 한다. 응급실에서 혈관용해제로 혈전을 녹여 막힌 혈관을 뚫는 것이 무엇보다 시급하며 이런 조치는 빠르면 빠를수록 좋고 3시간이 넘으면 생명이 위험해진다. 중풍은 뇌에 발생하는 치명적인 질병으로 전조 증상이 있긴 하지만 대부분 알기 어렵고 대수롭지 않게 여긴다.

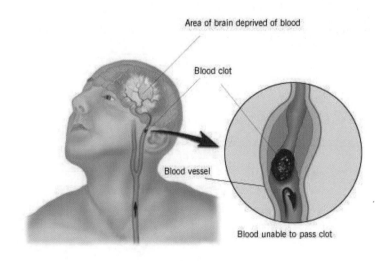

Area of brain deprived of blood

Blood clot

Blood vessel

Blood unable to pass clot

뇌졸중 전조증상

*얼굴, 몸이나 팔, 다리가 자주 저린다.
*가끔 눈이 잘 보이지 않거나 희미하게 보인다.
*눈꺼풀의 경련이 발생하며 얼굴을 자주 실룩거린다.
*눈이 자주 충혈되고 안압이 높으며 어깨 주위가 잘 뭉친다.
*뒷덜미가 당기고 뻐근하며 목디스크 증상이 있다.
*귀에서 소리가 나며(이명) 머리가 자주 아프다.
*두통이 오래가며 기억력이 이전보다 많이 떨어 진다.
*발음 장애가 나타나고 와사증이 온 경험이 있다.
*손가락이 뻣뻣해지고 감각이 둔해지며 어지럼증을 느낀다.

2) 뇌졸증의 동양의학적 원인

머리는 신체의 제일 위에 있으므로 간이나 심장의 영향을 많이 받는다. 즉 피가 심장에서 뇌까지 잘 운반되어야 하는데 간에서 심장으로 피를 충분히 공급하지 못하면 심장은 피를 공급받기 위해 빨리 뛰며 심장이 빨리 뛰면 불안, 초조, 불면증이 온다.

심장에서 뇌에 피를 충분히 공급하지 못하면 혈액이 맑지 못하고 불순물 때문에 혈관 벽이 튼튼하지 못하여 뇌경색이 온다. 이런 사람이 스트레스를 받아 열이 머리에 뻗칠 때 혈관이 터져 뇌출혈로 인하여 뇌졸증이 온다. 뇌졸중은 뇌에 있는 혈관이 막히거나 터지면서 뇌에 영양공급이 중단되고 그로 인해 피해를 입은 뇌 부위가 관장하는 신체 기관에 후유증을 유발한다. 예를 들어 전신 마비, 언어장애, 인지장애, 기억력장애 등이 나타난다.

뇌졸중의 원인은 과로와 스트레스 등으로 간과 심장에 열이 생긴 때문이다. "열 받는다"라는 말들이 있듯 간과 심장이 열이 머리에 뻗치면서 머리가 아프고 뒷목이 당기면서 간혹 머리 혈관이 콕콕 쑤시는 증상이 생긴다.

이러한 증상이 있을 때 근본 원인인 심장열과 간열을 꺼주어야 이러한 증상이 없어진다. 혈압약, 당뇨약, 고지혈약, 심장약, 관절 약을 장기간 복용하게 되면 합병증으로 뇌졸중이 오기 쉽다. 왜냐하면 이러한 약을 장기간 복용하면 피가 더욱 말라 조(燥)해지기 때문이다. 즉 피가 말라서 혈관의 탄력이 떨어지고 딱딱해진다는 의미이다. 드라마나 영화에서 기업 회장들이 스트레스를 받아 뒷목을 잡고 쓰러진 광경은 식상할 정도로 많이 보았듯이 뇌졸중의 원인은 스트레스로 인한 간열과 심장열 때문이다.

발병하면 치료란 없고 후유증을 최소화하기 위해 재활운동을 피나게 해야 하며 또 운이 나쁘면 장애를 평생 지녀야 하므로 뇌졸중은 본인뿐만 아니라 가족에게도 신체적, 정신적 고통을 준다. 그러므로 뇌졸중에 걸리지 않으려면 평소에 스트레스 조절을 잘 하고 간열과 심장열을 다스리는 한방요법을 시행하여야 한다. 사람들은 혈압약을 복용하거나 아스피린 100mg을 하루 한 알씩 복용하면 뇌졸중이 예방되리라 생각하는 것은 큰 오산이다. 혈압약을 오래 복용할수록 혈관이 더욱 조(燥)해져 뇌졸중에 도움이 안 되며 아스피린이 피를 용혈시키기 때문에 다른 질병이 생긴다.

사례: 가족문제 스트레스로 인한 뇌졸중 발병 위험

(홍병국 사장; 경기도 화성시 반송동)

나는 65세로 중소기업을 경영하고 있으며 슬하에 아들 둘을 두었으며 모두 결혼시키고 부족함 없이 남부럽지 않게 살고 있었습니다. 그러나 어찌 된 일인지 큰아들이 결혼한 지 7년 만에 이혼한다고 하여 나는 아들의 이혼을 극렬히 반대하였지만 말릴 수가 없었습니다. 결국, 아들의 이혼으로 우리 부부는 손자를 맡아 기를 수밖에 없었습니다. 평소 자식은 부모가 길러야 한다는 소신이 확실했기 때문에 손자들을 키우겠다는 생각은 조금도 해보지 않았는데 덜컥 손자를 맡고 보니 겁도 나고 아내의 고생 또한 이루 말할 수 없이 컸습니다.

나야 회사에 나가 일을 하고 친구들을 만나 술도 한 잔 씩하며 가끔 운동도 하지만 저의 아내는 꼼짝없이 집에 갇혀 아이들을 키우는 처지가 되었습니다. 그래서 그런지 가끔 머리가 아프며 뒷머리가 댕기며 어지럽다는 말을 자주 하였습니다. 그래서 병원에 가 검사해보니 혈압이 높다고 하여 고혈압약을 복용하게 되었습니다. 그러나 뒷머리가 당기고 통증이 오며 어지러운 증상은 없어지지 않는다고 하였습니다. 그러한 현상은 단지 혈압 때문인 것으로 생각하고 아내의 혈압을 체크해 보면 이상이 없어 진통제를 복용하곤 했습니다.

우리 부부에게 불행이 찾아온 것은 어느 날 친척의 결혼식에 참석했다가 집사람이 갑자기 결혼식장에서 쓰러진 뒤부터였습니다. 바로 응급실로 달려가 생명을 구하기는 했지만, 말이 어눌하고 반신불수가 되어 내가 직접 간호를 하며 열심히 재활치료를 해보았지만, 전혀 좋아지지 않아 할 수 없이 요양원 신세를 지고 있습니다. 그런 일이 있고 난 뒤로 저도 회사문제, 아이들 문제, 그리고 아내 문제까지 생각하니 가끔씩 두통과 뒷머리가 댕기고 통증이 와 부랴부랴 검사 하여 보았더니 아무 이상이 없다면서 스트레스 때문이라고 약을 주었지만, 효과가 없었고 계속 뒷머리가 댕기고 뒷목이 아프며 어깨주위가 아파 겁이 나 여러 가지 방법을 시도하였는데 좋아지지 않아 한방요법을 택하게 되었습니다.

그렇게도 좋아지지 않았던 뒷목 댕기는 증상과 두통이 6개월 후 말끔히 없어졌고 어깨주위 근육도 풀어져 뇌졸중의 증상은 자연치유 되었습니다.

동양 의학적 자연치유

간은 피를 저장하는 장기로 신장의 기능이 약하면 간을 돕지 못해 (水生木) 간이 열을 받는다. 심장은 간에서 피를 공급받고 있는데(木生火) 간이 열을 받으면 심장으로 충분한 피가 공급되지 못하고 심장은 피를 받기 위해 자주 뛰게 되므로 열이 생긴다. 이러한 상태에서 과로와 스트레스는 간과 심장에 더욱 열을 내게 하여 그 열들이 머리에 심각한 영향을 준다. 한번 뇌출혈로 쓰러지면 사망하거나 생명을 건진다 하더라도 쓰러지기 전 건강 상태로 돌아가는 것은 매우 어렵고 평생 장애인으로 살거나 가족과 떨어져 살아야 할 만큼 뇌졸중은 무서운 병이다. 홍병국 사장은 두통과 뒷머리가 댕기는 뇌졸중의 전조증상이 있었으므로 한방요법을 사용하여 뇌졸중 증상이 자연치유 되었다.

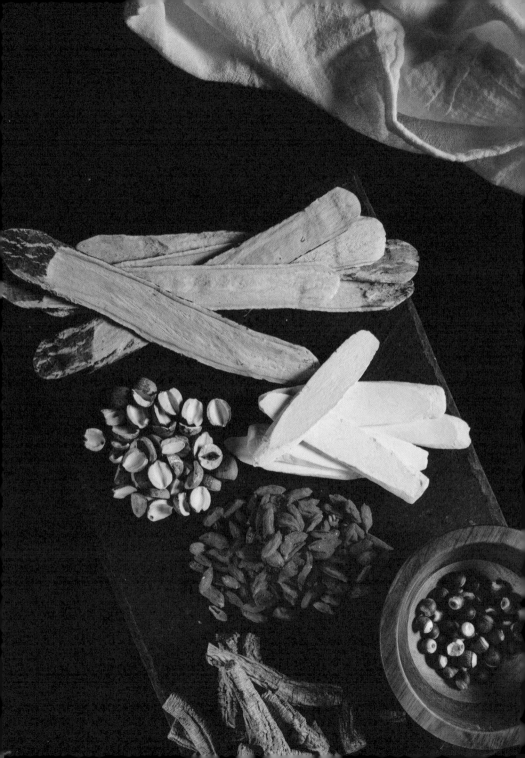

치유요법

01 영양요법

1) 스피루리나

영양요법이란 손상된 세포를 회복하고 면역세포 기능을 회복하는 것을 뜻한다. 그러나 불행하게도 손상된 세포를 재생시켜주는 양약은 없다. 하지만 손상된 세포는 오직 단백질, 탄수화물, 지방, 비타민, 미네랄 등 5대 영양소에 의해서만 복구될 수 있으며 이러한 영양소는 우리가 먹고 있는 음식에서만 얻을 수 있다. 그런데 이러한 5대 영양소를 고루 함유한 물질이 있는데 그것은 스피루리나이다 스피루리나의 연구보고는 2002년 7월까지 세계 100개국 공공연구소와 몇 의과대학에서 임상시험 및 학술논문 1,000편 이상이 나와 있고 일본 도야마 의약대학 사이커 이쿠오 교수의 저서 "불멸의 스피루리나"에서 입원환자들과 외래환자들의 인체실험에서 약과 스피루리나를 병용하였을 때 회복시간이 단축되었다고 하였으며 특히 신장투석을 하는 신부전 환자가 스피루리나 복용으로 신장투석을 줄인 사례도 있다고 발표했다.

2) 상어연골

미국의 윌리엄 레인 박사는 상어 연골이 근 골격계의 각종 질환에 획기적인 효과가 있다는 사실을 전 세계에 알렸다. 1993년 초 쿠바 정부의 고위관계자들이 윌리엄 박사를 초청하여 입원 중인 말기암환자 27명을 대상으로 임상시험을 해달라는 요청을 했다. 덕분에 윌리엄 박사는 돈 한 푼 들이지 않고 최고의 시설을 갖춘 병원에서 1차 실험결과 40% 환자가 상당한 회복을 보였다. 처음부터 생존 가능성이 없는 상태였고 비타민과 광물질이 결핍된 악조건임을 감안할 때 이는 놀라운 회복세였다. 그것은 상어연골에는 신생혈관을 억제하는 효과가 있었기 때문이다.

코스타리카 국영 노인병 학장 카블로이 루이스 알피자르

박사도 1989년에 퇴행성관절염을 앓고 있는 10명의 환자를 대상으로 상어연골을 3주 동안 투여해 놀라운 효과를 거두었다. 혼자서는 침대를 벗어날 수 없을 정도의 중증 환자들 가운데 8명이나 걸어 다닐 수 있게 된 것이다.

3) 키토산

국제 신장학회 이사이며 북경대학 부속병원 부원장인 리레이서 교수의 키토산 효과에 대한 발표내용이다.

1. 환자들의 각 계통에 대한 키토산의 영향을 면밀히 관찰한 결과 좋지 않은 부작용은 없었다.

2. 혈액투석환자에게 키토산의 경구 투여는 적혈구 농도의 상승. 빈혈의 개선. 체력증진 및 요독증에 효과가 있었다.

3. 신부전 합병중 환자에게 키토산의 경구투여는 혈액 지질의 시정, 요소 질소 농도저하, 영양 상태 개선 등의 효과가 있었다.

4. 키토산을 경구 투여한 신부전 환자의 신장기능이 개선되었다.

키토산의 주된 요인은 적혈구 증가에 있다. 적혈구는 체내에서 산소와 영양소를 운반하여 각 조직의 세포를 살리는 작용을 한다. 그러므로 키토산은 신장기능을 회복시키고 환자의 영양 균형을 좋게 한다.

4) 알로에

1959년 미국 식품식약청은 알로에 연고를 상처치유 효과를 지닌 약으로 공인했고 그 이후 상처치유, 세포생성 촉진, 화상, 동상 치유, 항균작용, 항염증 작용, 암 예방 효과, 알레르기 개선 효과, 면역력 증강효과, 항산화 효과, 혈당 강화 효과 등 다양한 효능을 밝힌 연구논문들이 쏟아져 나왔다. 알로에는 독성이 없으며 오랜 기간 사용해도 약효에 대한 내성이 생기지 않는다.

5) 초유

초유에는 세균, 바이러스, 독소 등을 막아주는 면역성분인 면역글로블린도 풍부하지만 점막 성장인자가 들어 있어서 점막을 빠르게 회복시켜주는 역할을 한다. 초유는 뼈와 근육, 신경, 연골의 생성과 유지에 필요한 성장인자도 함유되어 있다.

미국에서는 설파제나 항생제가 나오기 전에 초유를 통해 항균효과를 얻었다고 한다. 2007년 이탈리아 다눈치오 대학교 지아니 벨카로 박사팀은 초유가 백신만큼 인플루엔자에 효과적이라는 논문을 발표한 바 있다.

6) 글루코사민

글루코사민은 식약청에서도 인정한 기능성 원료로서 인체 내에서 천연으로 만들어지는 아미노당이며 뼈, 연골, 손톱, 머리카락, 안구, 심장판막, 인대, 힘줄, 혈관 등 신체조직의 대부분을 이루는 물질이다.

연골 등 관절 조직에 침투하여 함께 함유된 상어연골 내의 콘드로이틴의 흡수를 증가시킨다. 또한, 단백 분해 효소를 억제해 항염증 작용을 한다. 혈액과 관절에 쉽게 흡수되어 항염증, 진통작용을 해 관절의 활동성을 향상시킨다.

이 때문에 세계보건기구(WHO)도 이 성분을 관절염에 점진적으로 효과가 있는 약물로 분류했다.

7) 달팽이 분말

달팽이가 지나간 자리를 보면 끈끈한 점액이 있는 것을 볼 수 있는데 그 끈끈한 점액은 바로 뮤신이라는 성분이며 이 뮤신의 주성분이 콘드로이친 성분이다. 콘드로이친 성분은 연골, 혈관 벽 등에 영양을 공급하는 역할을 하여 관절에 좋은 것으로 많이 알려져 있으며 이 콘드로이친 성분은 피부 보습 및 노화 방지에도 효능이 있다.

8) 프로폴리스

대표적인 효과로는 염증을 가라앉히는 작용이다. 이 효과는 예로부터 알려져 있었다. 연구에 의하면 카페인산에스테르라는 성분은 염증을 일으키는 사이토카인의 생성을 억제해 염증을 빠르게 아물게 하고 조직 재생을 촉진시킨다. 프로폴리스는 플라보노이드가 가지고 있는 항산화 효과로 체내 활성산소를 제거해 면역력을 높이고 노화를 예방한다.

9) 유황

유황은 우리 몸의 많은 단백질. 특히 콜라겐 형성에 관여하며 관절의 연골, 건, 인대의 연결조직을 구성하는 영양성분이다. 우리 몸에 칼슘, 인, 칼륨 다음으로 4번째로 많은 미네랄이며 몸 안에서 생성되지 않으므로 반드시 보충해주어야 하는 영양소다. 과거에는 광물성 유황을 오리에게 먹여서 독성을 해독하여 먹이기도 했다. 허준의 동의보감에 의하면 유황은 몸 안의 냉기를 몰아내고 양기 부족을 돕는 것과 동시에 적취(積聚)와 사기(邪氣)를 다스린다고 적혀있다

(출처: 세포를 알면 건강이 보인다)

02 운동요법

예컨대 집에 사람이 살지 않으면 집이 금세 생기를 잃고 폐가처럼 변하듯이 인간도 질병의 이유로 심신과 뇌의 활동이 저하되면 순식간에 쇠약해져 제 기능을 하지 못하는 "불사용위축"상태가 된다.

근육은 자주 사용하면 나이가 들어도 계속 굵어지고 강해진다. 전혀 사용하지 않은 근육은 즉시 약해지고 근육량도 줄어든다. 근육을 전혀 사용하지 않으면 근력은 하루 3% 이상씩 저하되며 고령자의 경우 한 달 정도만 누워 지내도 대부분 제힘으로 걸을 수 조차 없게 된다.

인간의 하반신에는 전체 근육의 2/3가 집중되어 있고 이것은 뇌간과 연결되어 있다.

뇌간은 호흡, 혈압, 체온 등의 조절 중추가 있어서 항상성을 유지하고 그 물체(그물 모양의 신경계로 이곳을 자극하면 최면에서 깨어나거나 의식이 명확해진다)가 있어 의식을 관장하며 자율신경을 조절하는 등 여러 가지 중요한 기능을 담당하고 있다.

우리가 걸을 때는 발바닥이나 하반신의 여러 가지 근육을 통한 신경 자극이 대뇌피질의 감각 영역에 전달되어 그 과정에서 뇌간을 자극한다. 그러므로 보행을 하면 뇌 전체에 혈액순환이 좋아진다. 따라서 걸을 수 없게 되면 뇌가 제대로 활동하지 못하게 된다.

살아있어도 송장이나 다를 바 없는 상태가 되지 않으려면 몸져 누워도 가능한 한 빨리 자리를 털고 일어날 수 있도록 노력해야 한다. 왜냐하면, 근육은 쓰지 않으면 퇴화하기 때문이다. 무릎, 허리, 어깨, 고관절 등이 아프다고 움직이지 않고 그냥 내버려두면 그대로 굳어버리거나 퇴화하기 때문에 반드시 통증이 심하게 느껴지는 방향으로 계속 움직여야 한다.

(출처; 의사에게 살해당하지 않을 47가지 방법)

03 한방요법

관절염의 원인은 관절과 관절 사이 연골이 닳아져 서로 닿거나 척추의 섬유테, 인대, 힘줄, 신경, 근육 등 연부조직이 퇴행으로 인해 약해져 디스크가 돌출되어 신경을 누르면 통증이 온다.

서구의학은 연골이나 디스크는 재생이 안 되기 때문에 진통소염제를 복용하거나 좋아지지 않으면 주사를 맞고 결국은 수술을 해야 한다고 한다. 서구의학에서는 무릎이 아프면 무릎 퇴행성 관절염. 허리가 아프면 디스크, 어깨가 아프면 회전근개파열, 목이 아프면 목디스크, 손목이 아프면 손목터널증후군, 손가락이 아프면 방아쇠수지증후군이라 명명하고 약을 쓰지만 약은 거의 동일한 진통제와 근이완제이다. 그러나 한방요법에서는 장부와 관절과의 관계를 알고 문제가 생긴 관절에 해당되는 장부를 회복하면 연골이 채워져 관절염은 자연치유 된다.

장부에 작용하여 관절에 유용되는 생약들은 다음과 같다.

1) 신장에 작용하여 관절에 사용되는 생약

백모근; 백모근은 청열 이뇨약으로 신장, 폐, 위에 작용한다. 피의 열을 꺼주고 어혈을 삭이며 코피, 토혈, 혈뇨, 자궁출혈 등의 증상에 중요한 약이다. 소변을 잘 누게 하여 신장염으로 인한 부종에 사용되어 신장이 좋아지므로 관절염에 중요하게 사용된다.

활석; 활석은 이수 통림약으로 신장, 방광에 작용한다. 수분대사를 활발히 하고 특히 습, 열이 몰린 증상에 사용된다. 빠져야할 습, 열이 쌓이면 소변을 자주보고 부종, 비만, 어깨결림, 두통, 목디스크, 증상이나 통풍, 요로결석에 사용된다.

황정; 황정은 보음약으로 음기를 보충해주며 신장, 폐에 작용한다. 몸의 영양결핍이나 쇠약함을 보충하며 당뇨 환자의 구갈, 머리가 어지러울 때, 다리에 힘이 없고 허리의 통증, 뼈의 근육이 건실하지 못할 때 사용된다.

속단; 속단은 보양 약이며 기혈과 양기의 부족을 채워주며 신장과 간에 작용하여 근골을 튼튼히 하고 무릎과 허리의 통증이 있을 때 사용된다. 무릎이 시리고 특히 신허 요통에 사용된다.

오가피; 오가피는 거풍습, 간근골 약이며 몸 안에 들어온 찬 바람이나 습기를 제거하고 뼈와 근육을 강화하는 약으로 신장과 간에 작용한다. 오가피는 힘줄과 뼈를 튼튼히 하고 허리와 다리가 아프고 저린 것, 뼈마디가 조여드는 증상에 사용된다.

녹각; 녹각은 보양 약으로 기혈과 양기의 부족함을 채우고 신장, 간에 작용한다. 녹각은 신장의 양기를 증강시켜 뼈와 근육을 튼튼히 하고 뼈가 부러진 증상에 사용된다.

위령선; 위령선은 거풍습약으로 방광에 작용한다. 몸 내부에 침입한 풍과 습을 없애는 작용을 하여 오장의 기능을 항진시키고 허리와 무릎이 시리고 저린 증상이나 경락이 막힌 것을 풀어주어 통증을 완화 시키는 데 사용한다.

현삼; 현삼은 청열양혈약으로 음액을 보충하고 화를 끌어내려 열을 식히고 독성을 제거하여 뭉친 것을 풀어주며 신장, 폐에 작용한다. 음기와 혈의 부족으로 골수가 메말라 뼛속이 후끈후끈 달아오르는 관절염, 진액 부족으로 입이 마르고 목이 타는 증상과 목의 통증, 신장 기능을 도와 열이 위로 오르는 증상을 막는 동시에 음기를 보하는 데 사용된다.'

구척; 구척은 보양 약으로 기혈과 양기의 부족함을 보충하며 몸 안에 들어온 풍과 습을 제거하고 신장, 간에 작용하여 허리와 다리를 튼튼히 한다.

석곡; 석곡은 보음 약으로 몸 안의 음기를 보충하고 신장, 폐, 위에 작용하여 근육과 뼈를 튼튼하게 하고 음액이 부족하여 火를 제압하지 못하여 생기는 음허화동(陰虛火動)에 사용된다. 갱년기장애, 피 부족으로 나타나는 류마티스 관절염, 신장의 피 부족으로 무릎이 아플 때 사용된다.

골쇄보; 골쇄보는 보양 약으로 몸 안의 기혈과 양기의 부족함을 채우고 뼈와 근육이 끊어진 것을 이어준다. 신장을 보호하고 혈액순환을 잘되게 하여 요통, 무릎의 통증에 사용된다.

숙지황; 숙지황은 대표적으로 혈을 보하는 약으로 신장과 간에 작용한다. 성질이 윤하고 액이 많아 보혈하는 작용과 정과 골수를 생성하는 효능이 뛰어난 약으로 특히 신장과 간의 음기 부족으로 관절이 아픈 증상에 꼭 필요한 약이다. 정액이 자기도 모르게 밖으로 빠져나가는 증상과 소변볼 때 피가 나오는 증상, 여성의 생식기에서 자궁출혈로 출혈이 멈추지 않는 증상에 사용된다.

육종용; 육종용은 보양 약으로 기혈과 양기가 부족한 것을 채워주고 신장에 작용한다. 신장의 기운을 돋우며 정과 양기를 보하는 데 사용된다.

두충; 두충은 보양 약으로 기혈과 양이 부족함을 채워주며 신장과 간에 작용한다. 정기의 쇠태로 인한 요통과 무릎이 시린 증상과 힘이 없는 증상, 소변이 잘 나오지 않고 시원치 않을 때, 신장기능과 간 기능이 약하여 허리나 무릎의 통증에 사용된다.

파극천; 파극천은 기혈과 양기가 부족한 것을 채워주며 신장과 간에 작용한다. 신장에 작용하여 신장을 보하고 양기를 북돋아 주며 몸의 근육과 뼈를 튼튼하게 하며 풍, 습을 없애는 작용을 하여 허리가 아프고 무릎이 시린 것에 사용된다.

복분자; 복분자는 수삽약으로 정기가 흩어지고 떨어져 나간 것을 수렴하는 데 사용되며 신장, 간, 방광에 작용한다. 신장 기능 허약으로 인해 유정, 몸정, 유뇨, 소변을 자주 보며 양기가 부족할 때 사용된다.

지골피; 지골피는 청허열약으로 음액이 부족하여 허열이 뜰 때 음액을 보충해주면서 열을 식히는 데 사용되며 신장, 간, 폐에 작용한다. 지골피는 허열을 내리는 특별한 효과가 있으며 신장과 간의 허약증이나 신경통, 두통, 어깨통증, 근육통, 허리와 무릎의 통증과 무력감이 있을 때 사용된다.

산약; 산약은 보기약으로 원기를 북돋우어 주는 데 사용되며 신장, 비, 위에 작용한다. 산약은 신장이 허 하여 소변을 자주 보고 허 하여 지친 것을 보해주며 여위고 초췌한 것을 도와 살찌게 하며 오장의 기능을 충실하게 하여 기력을 더해주고 근육과 뼈를 튼튼하게 하여 관절염에 사용된다.

산수유; 산수유는 수삽약으로 정기가 흩어지고 흘러나간 것을 거두어들이는 데 사용되며 신장과 간에 작용한다. 신장의 수기를 보강해 정수를 풍부하게 하고 허리, 무릎 등에 찬바람이나 증이 있는 증상에 사용된다.

목단피; 목단피는 청열양혈(淸熱凉血)약을 혈액 속의 열을 서서히 차갑게 해주는 데 사용되며 신장, 간, 신장에 작용한다. 혈액순환을 촉진하여 어혈을 없애고 과로로 발생한 요통이나 관절통에 사용된다.

복령; 복령은 이수삼습과 이수퇴종약으로 수분 대사를 원활히 하는 것과 수분을 원활히 빼서 부종을 가라앉히는 데 사용되며 신장, 심장, 비위에 작용한다. 인체의 불필요한 수분을 제거하면서 인체의 장기에는 손상을 주지 않으므로 비를 보하고 정신을 안정시키는 정신불안증에 사용된다.

택사; 택사는 이수삼습과 이수퇴종약으로 수분 대사를 원활히 하는 것과 수분을 원할히 빼서 부종을 가라 않히는데 사용되며 신장과 방광에 작용한다. 소변을 잘 나오게 하며 습을 배출하고 열을 내리는 동시에 신장의 화를 내려주는 데 사용된다.

우슬; 우슬은 활혈거어약으로 혈액순환을 잘되게 하고 어혈을 없애는 데 사용되며 신장, 간에 작용 한다. 우슬은 신장을 보하고 뼈와 근육을 튼튼하게 하는 효능이 있으며 골수를 보호하고 음기를 통하게 하여 허리와 무릎의 통증에 사용된다.

차전자; 차전자는 이수삼습과 이수통림약으로 체내에 쌓이는 수습을 소변이나 담을 통해 체외로 배출하는 데 사용되며 신장, 방광, 간에 작용한다. 주로 소변이 잘 나오지 않거나 장부의 열을 내리는 데 사용된다.

지모; 지모는 청열사화약으로 열을 식혀주고 화를 끄는 데 사용되며 신장, 폐에 작용한다. 지모는 열을 내리는 효능과 몸에 진액을 더하고 보강시키는 효능이 있으며 몸에 음적인 기운이 손상을 받았을 때 주로 사용되며 소변이 잘 나오게 하거나 뼈 속의 열을 끄는 데 사용된다.

황백; 황백은 청열사화약으로 열을 식혀주고 화를 끄는 데 사용되며 신장, 폐, 위에 작용한다. 황백은 신장의 열을 꺼주고 하초의 습, 열을 제거하는 효능이 있어 다리의 통증이나 음기가 약하고 양기가 성하여서 생긴 허열(陰虛火動)에 사용한다.

생지황; 생지황은 청열양혈약으로 혈액 속의 열을 서서히 차갑게 해주는 데 사용되며 신장, 간, 심장에 작용한다. 생지황은 혈액을 서늘하게 하고 열을 내리며 몸 안의 진액을 생성시키는 데 사용된다. 몸 안의 진액이 부족하면 허열이 생겨 음허화동(陰虛火動)이 일어나는데 이를 치료하는 중요한 역할을 한다.

구기자; 구기자는 보음약으로 인체의 음기를 보충하는 데 사용되며 신장, 간, 폐에 작용한다. 구기자는 허약한 것과 정기를 도우며 풍을 없애고 양기를 돋우며 허리와 무릎이 시큰거리면서 아프고 힘이 없을 때와 간 기능을 강화하여 시력을 개선하고 눈물이 많은 증상에 사용된다.

오미자; 오미자는 수삽약으로 정기가 흩어지고 떨어져 나간 것을 수렴하는 데 사용되며 신장, 심장, 폐에 작용한다. 오미자는 다섯 가지 맛을 가지고 있으며 위로는 폐에 작용하고 아래로는 신장에 작용하여 정기가 자기도 모르게 밖으로 빠져나가는 증상을 멎게 하고 인체의 진액을 보충하는 데 사용된다.

상기생; 상기생은 거풍, 강근골약으로 풍과 습을 제거하고 근골을 튼튼하게 하는 데 사용되며 신장, 간에 작용한다. 또, 혈압을 강하시키는 데 사용된다.

강활; 강활은 해표 약으로 몸의 겉 부분에 있는 나쁜 기를 밖으로 발산시키며 신장, 간, 방광에 작용한다. 강활은 풍, 습으로 인한 관절염이나 근육통에 사용되며 특히 상반신의 통증에 효과가 있다.

천문동; 천문동은 보음약으로 인체의 음기를 보충하는 약으로 신장, 간, 폐에 작용한다. 천문동은 신장과 폐에 작용하여 진액의 생성을 돕고 음적인 기운을 보호하며 신장의 기 순환을 원활히 하여 마음을 진정시키는 데 사용된다.

하수오; 하수오는 보혈 약으로 혈을 보하고 혈허를 개선하는 데 사용되며 신장, 간, 심장에 작용한다. 몸이 허약하여 몸이 말라가는 증상이나 힘줄과 뼈를 튼튼하게 하는 데 사용된다.

고삼; 고삼은 청열조습약으로 열기를 식히고 습기를 말리는 데 사용되며 신장, 간, 심장, 대장에 작용한다. 입에 열이 많아서 생기는 구취나 관절통, 간염, 치질 등에 사용된다. 장의 벽을 자극하여 대변의 배출을 쉽게 하므로 변비의 예방과 치료에 사용된다.

2) 간에 작용하여 관절염에 사용되는 생약

포공영; 포공영은 청열해독약으로 위와 간에 작용한다. 민들레의 전초를 말린 것으로 유선염, 나력에 쓰이며 겨드랑이나 사타구니 멍울에 유효하다. 간열을 내리는 작용을 하여 간열로 인한 고관절, 어깨결림, 유방 섬유 선종, 눈 질환등에 사용된다.

천마; 천마는 평간 식풍약으로 간에 작용한다. 간장의 기능을 조화롭게 유지하며 간에 잠재된 풍을 제거하고 경련을 멈추게 하며 간의 양기가 위로 올라가 두통과 어지럼증에 이용되고 비, 위의 소화기능장애로 담이 생겨 머리로 가는 맑은 기운이 막혀 생기는 두통에 사용된다.

전갈; 전갈은 평간 식풍약으로 간장이 기운을 조화롭게 유지하여 몸에서 만들어지는 비정상적인 풍을 그치게 하며 간에 작용한다. 몸 안으로 침입한 풍을 없애며 경련을 멈추고 경락의 순환을 도와 통증을 멈추게 한다.

포황; 포황은 거어지혈약으로 어혈을 풀어주고 출혈을 멈추게 하며 신장과 간에 작용한다. 하초의 습, 열로 소변이 잘 나오지 않을 때 사용되고 피의 열을 내리고 혈이 뭉쳐 통증이 오는 데 사용된다.

영양각; 평간식풍약으로 간의 기운을 평화롭게 하여 몸 안의 비정상적인 풍을 없앤다. 간의 열기로 인한 목이 뻣뻣하고 머리가 어지러운데 사용된다.

백렴; 백렴은 청열해독약으로 열로 인한 병의 독을 풀어주고 독소를 제거하며 간, 심장에 작용한다. 독소를 제거하고 새 살이 차오르게 하는 데 사용된다.

별갑; 별갑은 보음약으로 음기를 보충하고 음이 내상 되어 수와 화를 제압하지 못하여 생기는 발열이나 도한, 유정에 사용되며 간, 신장에 작용한다. 진액이 부족하여 뼛속까지 열이 나는 증상에 사용된다.

해동피; 해동피는 거풍습약으로 몸 안의 풍과 습을 제거하여 허리와 무릎의 통증에 사용된다.

백작약; 백작약은 보혈 약으로 혈허증에 사용되며 팔다리가 아픈 신경통, 관절염에 사용된다. 특히 간기울결된 것을 풀어주고 통증을 멈추게 하며 간에 작용한다. 혈소판의 혈전 억제작용과 간 기능 보호 작용을 하며 간은 근육운동을 주관하므로 사지가 당기는데 사용된다.

시호; 시호는 신량해표약으로 서늘한 성질을 이용하여 표피에 침입한 사기를 몰아내 표증에 나타나는 증상을 없애는 데 사용되며 간, 담에 작용한다. 실제로는 간기가 울체되어 원활히 소통되지 못하여 소화기관에 영향을 미칠 때 사용되며 특히 스트레스에 의한 소화불량에 사용된다. 가슴과 옆구리가 그득하고 누르면 통증이 있는 상태에 이용되고 갑자기 추웠다 더웠다 하는 데 사용된다.

천련자; 천련자는 간, 비, 위에 작용하여 흩어지지 않는 간의 기운을 순환되게 하여 통증을 완화하며 방광 쪽이나 허벅지 쪽으로 뻗치는 통증이나 습을 제거하는 데 사용된다.

진교; 진교는 거풍습약으로 풍과 습을 제거하는데 사용되며 간, 담에 작용한다. 진교는 몸의 허열을 내리며 풍, 습으로 관절염에 사용되며 경락을 잘통하게 하고 뼛속의 골수에서 열이 나는 데 사용된다.

용담초; 용담초는 청열조습약으로 열기를 식히고 습기를 말리는 데 사용되며 간, 담에 작용한다. 용담초는 하체의 습, 열을 없애거나 특히 간과 담의 열을 꺼주는 데 사용된다.

홍화; 홍화는 활혈거어약으로 혈액순환을 잘되게 하고 막혀 있거나 정체되어 있는 어혈을 제거하는 데 사용되며 간과 심장에 작용한다. 혈액순환을 도와 관절염에 사용된다.

모과; 모과는 거풍, 습, 서근활락약으로 풍사와 습사를 제거하고 근육을 이완시키고 경락을 소통시키는 데 사용되며 간, 비장에 작용한다. 모과는 하지가 붓고 무거우며 시큰거리고 근육이 위축되며 걷지 못하는 데 사용된다.

구판; 구판은 보음약으로 인체의 음기를 보충하는 데 사용되며 간과 신장에서 작용한다. 어혈을 풀어주는 작용을 하여 관절에 사용된다.

청호; 청호는 청허열약으로 음액이 부족하여 허열이 있을 때 음액을 보충해주면서 열을 식히는 데 사용되며 간, 담에 작용한다. 청호는 혈의 열을 꺼주며 여름에 더위 먹은 증상과 학질에 사용된다.

노회; 노회는 사하약으로 대변을 잘 통하게 하는 데 사용되며 간, 대장에 작용한다. 가슴이 답답하거나 불안한 증상에 사용된다.

인진호; 인진호는 이수삼습, 이습퇴황약으로 수분 대사를 원활히 하여 하초에 막힌 습을 제거하고 황달에 사용되며 간, 담, 방광에 작용한다.

울금; 울금은 어혈과 활혈거어약으로 혈액순환을 잘되게 하여 어혈을 없애주는 데 사용되며 간, 심장에 작용한다. 간과 담에 기가 막힌 증상을 치료하여 혈분의 열을 내리는 데 사용된다.

청상자; 청상자는 청열약으로 속의 열을 꺼주는 데 사용되며 간에 작용한다. 청상자는 간의 열을 내려서 안과 질환에 사용한다.

강활; 강활은 해표약으로 몸의 표피에 내재된 유해한 습, 열을 밖으로 발산시키며 간, 방광에 작용한다. 강활은 풍, 습으로 인한 근육통이나 관절통에 사용되며 특히 상반의 통증에 효과가 있다.

3) 심장에 작용하여 관절염에 사용되는 생약

황금; 황금은 청열조습약이다. 열을 식혀주고 습을 말려주는 작용을 하며 맛은 쓰고 차가우며 무독하다. 심장과 위, 대장에 작용한다. 심장이나 폐, 위, 대장에 열이 있을 때 열을 꺼주고 습을 제거하는 작용을 한다.

황련; 황련은 청열조습약이다. 심장, 간, 위, 대장에 작용한다. 심장에 열이 있으면 가슴이 두근두근하여 잠이 오지 않는 불면증, 정신 불안, 신경쇠약 등의 증상이 나타나는데 이러한 증상을 치료하는 중요한 역할을 하며 피에 열이 있어 생기는 각종 출혈에 사용된다.

치자; 치자는 청열약으로 심장, 간, 폐의 열을 꺼주는 작용을 하고 습을 밖으로 배출시키는 작용 함과 동시에 지혈작용도 한다. 황달이나 소갈증에 많이 사용되며 소변을 잘 나가게 하고 입안이 마르고 눈이 붉어지면서 통증이 있을 때 간열을 꺼주는 데 사용된다. 특히 심장의 열을 꺼주므로 심장이 두근거려 불면증이 있을 때나 가슴이 답답할 때 사용된다.

당귀; 당귀는 보혈 약으로 혈을 보하고 심장, 간, 비장에 작용한다. 심장과 간에 혈이 부족하면 심장이 자주 뛰어 심장열이 발생하여 팔꿈치, 손목, 손가락에 통증이 발생하므로 심장과 간에 피를 보충하는 데 사용된다.

천궁; 천궁은 거어약으로 혈액순환을 촉진하고 어혈을 제거하며 심장, 간에 작용한다. 천궁은 간의 기가 뭉친 것을 풀어주며 풍을 제거하고 습을 몰아내어 혈액순환을 잘되게 하고 기를 통하게 하여 몸이 무겁고 팔다리가 쑤시는 관절통, 두통, 수족 마비에 사용된다.

천초근; 천초근은 화허지혈약으로 어혈을 풀어주고 출혈을 멈추게 하며 간과 심장에 작용한다. 천초근은 혈의 열을 내리는 동시에 지혈작용을 하며 가래를 배출할 경우 피가 섞여 나오거나 소변에 피가 나오는 증상이나 관절이 아프고 저릴 때 사용된다.

석창포; 석창포는 개규약으로 방향성을 가지고 담과 한을 없애는 데 사용되며 심장. 간에 작용한다. 석창포는 막힌 것을 소통시켜주며 인체의 양기를 순조롭게 해주며 정신을 맑게 하는 데 사용된다.

원지; 원지는 안신약으로 정신을 안정시키고 편안하게 하는 데 사용되며 심장. 폐. 신장에 작용한다. 원지는 심장의 기운을 신장과 소통시켜서 상하로 순환하게 하며 신장의 기운이 건실해져서 담과 습을 밖으로 내보내 정신을 안정시키는 효능이 있어 불면증. 불안증. 건망증에 사용된다.

계지; 계지는 해표약으로 몸의 겉 부분에 있는 사기(邪氣)를 인체 밖으로 발산시키는 데 사용되며 심장. 폐. 방광에 작용한다. 혈액순환을 촉진시키고 몸을 따뜻하게 하여 체질이 허약하고 기혈이 부족한 사람의 허리와 무릎이 쑤시고 결리며 관절이 시릴 때 사용된다.

독활; 독활은 신온해표약으로 표피에 있는 풍(風). 한(寒)의 나쁜 기를 발산시키는 데 사용되며 심장. 간에 작용한다. 독활은 주로 인체 아래쪽에 작용하여 허리나 대퇴부 등의 근육과 뼈가 저리고 아픈 관절염에 사용된다.

육계; 몸을 따뜻하게 하며 심장. 간에 작용한다. 혈액순환을 도와 다양한 관절염에 사용된다.

백자인; 백자인은 안신약으로 정신을 안정시키고 편하게 하는 데 사용되며 심장. 간에 작용한다. 백자인은 자양성이 풍부하고 안정작용을 하므로 불안. 초조. 불면증에 사용한다.

단삼; 단삼은 이혈. 활혈거어약으로 혈액순환을 잘되게 하고 막혀있거나 정체되어있는 어혈을 제거하는데 사용되며 심장. 간에 작용한다. 단삼은 새로운 피를 생기게 하여 혈액순환을 잘되게 하며 월경불순. 생리통 및 불면. 불안. 초조에 사용된다.

산조인; 산조인은 정신을 안정시키고 편하게 하는 데 사용되며 심장. 간에 작용한다. 산조인은 신경질적인 히스테리 증상에 사용되며 비. 위를 튼튼하게 하고 빈혈. 불면. 불안. 초조에 사용된다.

금은화; 금은화는 청열해독약으로 열독의 열을 내리고 독소를 제거하는 데 사용되며 심장. 폐에 작용한다. 금은화는 강한 항균작용으로 여러 가지 염증성 질환과 간기로 인한 발열 및 외과 영역에 사용된다.

죽여; 죽여는 청화 열담약으로 열이 폐에 쌓여 진액이 말라 생긴 열담에 사용되며 신장, 폐에 작용한다. 죽여는 열을 식히고 열로 인해 가슴이 답답할 때나 폐열로 인해 열이 나고. 기침할 때, 중풍으로 인해 생성된 담을 없애는 데 사용된다.

4) 비, 위에 작용하여 관절에 사용되는 생약

석고; 석고는 청열사화 약으로 위, 폐에 작용한다.
폐열로 인하여 폐가 건조하여 마른기침을 할 때 사용되고 위
열로 인하여 잇몸질환이나 위의 열로 인하여 입이 마르거나
입 냄새가 날 때 사용된다. 혈액 속에 열이 심할 때 사용되는
중요한 약이다.

지실; 지실은 탱자나무 열매를 말린 것으로 이기약으로 위.
대장에 작용한다. 기의 기능을 원활히 소통하여 기를 풀어준
다. 기가 뭉쳐서 생긴 가슴이 답답함을 풀어주고 담을 식혀
주어 배가 결리고 답답할 때 사용된다.

인삼; 인삼은 정기를 보호하고 몸의 진액을 만들고 정신을
안정시키는 작용을 하며 비, 위, 심장에 작용한다. 즉 비. 위
의 기능이 약해 식사를 잘 못 하고 기운이 없으며 몸이 허약
하고 피곤과 권태를 잘 느끼는 데 사용된다. 비, 위의 기능이
약해 기운이 없다고 할 때 적당하다.

백출; 백출은 위액 분비와 위의 연동운동을 왕성하게 하여 소화 흡수력을 높이고 간장기능을 좋게 하여 신체의 저항력을 증강시키는 작용을 하며 소식, 소화불량, 만성 위장염에 사용되며 비, 위, 신장, 간 등에 작용한다. 백출은 신체의 잉여 수분을 배출하는 작용이 있어 신장의 기능을 도와 소변을 자주 보는 증상이나 관절에 물이 고인 증상에 사용된다.

사인; 사인은 방향화습약으로 몸 안의 습을 말려 기의 순행을 순조롭게 하고 위장의 기능을 좋게 하여 비, 위, 대장, 신장에 작용한다. 사인은 비장을 따뜻하게 하여 설사를 멈추고 기를 소통시키며 위의 운동을 활발하게 하여 식욕을 돋게 한다. 음식물의 소화 흡수를 담당하는 비장과 위장의 습하고 탁한 기운을 없애는 데 사용된다.

목향; 목향은 기의 기능이나 운행이 잘 되지 않아 한 곳에 정체되어 있는 것을 제거하며 비, 위, 대장에 작용한다. 음식물의 소화흡수를 담당하는 비장과 위장의 습하고 탁한 기를 없애 위장을 평안하게 하여 배가 부르고 통증이 있는 데 사용된다.

향부자; 향부자는 이기약으로 기의 기능을 원활히 소통시키고 정체되어 있는 기를 풀어주는 데 사용되며 비, 위에 작용한다. 성격이 너그럽지 못하고 울중이 있을 때 맺힌 것을 풀어준다.

익지인; 익지인은 보양 약으로 기혈과 양기가 부족한 것을 보충하는 데 사용되며 비, 위장과 신장에 작용한다. 익지인은 따뜻한 향기를 가지고 있는 약으로 비, 위장과 신장을 따뜻하게 하며 정기가 밖으로 새어나가지 못하게 보하는 효능이 있으며 소변이 자주 나오는 유뇨나 빈뇨에 사용된다.

후박; 후박은 방향화습약으로 습을 제거하고 위장을 튼튼하게 하는 데 사용되며 비, 위, 폐에 작용한다. 후박은 기가 막힌 것을 풀어주고 기의 원활한 순환을 돕고 기침하는 데 사용된다. 습(濕), 담(淡), 식(食), 한(寒), 열(熱), 氣(기)가 막힌 증상에 모두 응용할 수 있으며 가슴이 답답하거나 몸 안에 수습된 각종 담을 없애주며 기가 막힌 복부의 팽만감에도 사용된다.

백두구; 백두구는 방향하습약이며 습을 제거하고 위장을 튼튼하게 하며 비, 위, 폐에 작용한다. 몸 안의 습을 없애며 몸을 따뜻하게 하여 기를 잘 통하게 하고 구토를 멈추며 위액 분비를 촉진하고 위장운동을 강화하여 입맛을 돋우고 소화불량과 체한 것에 사용된다.

승마; 승마는 신량해표약으로 서늘한 성질을 이용하여 표피에 침입한 사기(邪氣)를 몰아내는 작용을 하고 비, 위와 폐에 작용한다. 열을 식히고 독소를 제거하는 데 사용되며 양기를 끌어올려 주고 밑으로 빠진 것을 끌어 올려주는 데 사용된다.

황기; 황기는 보기 약으로 기를 북돋우어 주는 데 사용되며 비, 폐에 작용한다. 황기는 비, 위의 기능을 보하고 피부를 충실하게 하여 기가 빠져나가는 것을 막는 동시에 땀을 그치게 하고 정기를 보전하는 데 사용된다.

토사자; 토사자는 보양 약으로 기혈과 양기가 부족함을 채워주는 데 사용되며 비, 위, 간, 신장에 작용한다. 신장과 간에 양기를 보하여 주며 골수와 정액을 더하여준다. 소변이 조금씩 나오는 증상과 자주 보는 증상에 사용되며 신장과 간을 보하여 무릎이 시리고 허리가 아픈데 사용된다.

창출; 창출은 방향화습약으로 습을 제거하고 위장을 튼튼하게 하며 비, 위, 간에 작용한다. 몸에 있는 습과 풍의 기운을 없애는 동시에 풍의 기운을 배출시켜 관절염에 유용하게 사용된다.

진피; 진피는 이기약으로 기의 기능을 원활히 소통시키고 기를 풀어주며 비, 위, 폐에 작용한다. 기의 순환이 저해되어 소화력이 떨어지고 복부가 팽만하여 구토나 소화력이 떨어지는 데 사용된다.

백지; 백지는 신온해표 약으로 몸의 겉 부분에 있는 풍. 한기를 없애는 데 사용되며 비, 위, 폐에 작용한다. 백지는 두통, 안면신경마비 등에 사용된다.

의이인; 의이인은 이수삼습약으로 수분대사를 원활히 하여 부종을 가라 앉히는데 사용되며 비, 위, 폐에 작용한다. 몸 안의 수분을 배출시키는 데 사용된다.

갈근; 갈근은 해표약으로 발한 해열제로서 사용되며 비. 위에 작용한다. 갈근은 병을 다스리기 위해 땀을 내게 할 때 사용되며 소화불량, 두통, 술독, 감기 증상에 사용된다.

5) 폐, 장에 작용하여 관절염에 사용되는 생약

백두옹; 백두옹은 청열 해독약으로 위, 대장에 작용한다. 할미꽃의 뿌리를 건조한 것으로 소염, 지사제로서 열성병인 설사와 출혈에 사용되며 지혈작용과 살균작용을 한다. 허열로 인한 관절통과 종기, 말라리아 등에 사용된다.

측백엽; 측백엽은 지혈제로서 폐, 대장에 작용한다. 측백엽은 피를 차갑게 하면서 지혈제로서 긴요하게 사용된다. 몸 안의 풍, 습을 제거하여 관절염에 사용되며 담으로 인한 기침에 좋다. 측백엽의 줄기와 잎을 건조한 것으로 각종출혈에 사용된다.

석고; 석고는 청열사화약으로 폐, 위에 작용한다. 폐열로 인하여 폐가 건조하여 마른기침을 할 때 사용되고 위열로 인한 잇몸질환이나 입이마르고 입냄새가 날 때 사용된다. 혈액속 혈열이 심한 류마티스 관절염에 사용된다.

대황; 대황은 사하약으로 대장, 비, 위, 간에 작용한다. 대황은 대변을 잘 통하게 하여 대장의 열을 꺼주는 어혈이나 몸에 축적된 노폐물을 빼주고 특히 상체로 올라가는 열을 꺼주므로 목디스크, 어깨결림 등에 사용된다.

방풍; 방풍은 신온해표약으로 폐, 방광에 작용하며 진통, 소염, 해열작용을 한다. 몸 외부 쪽에 머무르고 있는 풍과 한을 발산하여 관절염에 사용되며 중풍에 사용된다. 특히 방풍은 발한과 해열작용이 강하여 사지가 저리고 아프며 뼈마디가 쑤시고 뒷덜미가 뻣뻣하며 사지가 오그라드는 데 사용된다.

연교; 연교는 청열해독약으로 폐, 간, 심장에 작용하며 강심이뇨작용과 청열해독을 한다. 열이 심해 가슴이 답답하고 갈증이 날 때나 목안이 붓고 아플 때나 피부질환으로 생긴 종기나 독소에 사용된다.

형개; 신온해표약으로 폐, 간에 작용한다. 몸 표피에 내재되어 있는 풍과 한을 발산시키는 작용을 하며 어혈을 제거하고 출혈에 사용되며 목이 붓고 아플 때 사용된다. 풍으로 온몸의 마비나 림프선에 생기는 종창, 목, 귀밑, 겨드랑이에 생기는 멍울 등에 사용된다.

박하; 박하는 신온해표약으로 몸의 겉 부분에 침입한 내부 풍과 열을 없애며 폐, 간에 작용한다. 박하는 풍과 열을 없애주는 작용을 하므로 중풍이나 두통에 사용된다.

사삼; 사삼은 보음약으로 인체의 음기를 보충하는 데 사용되며 폐와 위에 작용한다. 사삼은 진액을 보충하며 허약하여 생기는 갈증과 허열 등에 효과가 있으며 소염작용과 배농작용이 있어 류마티스 관절염에 사용된다.

맥문동; 맥문동은 보음약으로 인체의 음기를 보충하는 데 사용되며 폐, 심장에 작용한다. 맥문동은 인체의 진액이 부족할 때 쓰이는 데 사용되며 진해, 거담, 허열에 쓰인다.

망초; 망초는 사하약으로 대변을 잘 통하게 하는데 사용되며 대장에 작용한다. 망초는 장의 연동운동을 증가시키고 열을 내리며 굳은 변을 무르게 하여 배변시켜주는 데 사용된다.

길경; 길경은 거담지해. 청화열담약으로 가래를 삭이고 기침하는 데 사용되며 열이 폐에 쌓여 진액이 말라 생긴 열담을 치료하는 데 사용되며 폐에 작용한다. 길경은 폐에 작용하여 폐를 맑게 하고 답답한 가슴을 풀어주며 뱃속의 찬 기운을 풀어주는 데 사용된다.

(출처; 동의보감, 방약합편, 한약학 개론, 한약방제학 정요.)

참고서적

- 동의보감
- 방약합편
- 한약학 개론
- 한약방제학 정요
- 세포를 알면 건강이 보인다(김상원 저)
- 의사에게 살해당하지 않는 47가지 방법(곤도마코로 저)
- 관절염을 고친사람들
- 난치병의 근본적인 원인과 자연치유

에필로그

2002년경, 나는 무릎이 아파 운동장 한 바퀴도 돌지 못하였고 계단을 오르고 내리는데 난간을 잡아야 했으며 똑바로 걷지 못하고 게처럼 갈지자로 걸어야 했다. 특히 산에 오를 때는 무릎과 허리에 테이핑하거나 파스를 바른 후 일주일 한 번 정도 산에 가곤 했으나 등산을 다녀오면 기분은 상쾌하였으나, 그다음 날은 혹독한 대가를 치뤄야했다.

내 나이 50대 초반에 일어난 일이니 약사의 입장에선 이해할 수 없는 일이 벌어지고 있었다. 초등학교와 중학교 때는 단거리 육상 선수로 고등학교 때는 유도 선수로 활동했을 만큼 건강했던 내가 나이 50대 초반에 무릎 때문에 약국에서 1시간도 서 있지 못할 정도로 힘들어한다면 앞으로 어떻게 해야 할지 앞길이 막막했다. 약국을 경영하다보니 무릎, 허리, 어깨, 팔꿈치, 손목, 손가락에 통증이 오면 병명만 다를 뿐 똑같은 진통제를 쓰는 서구의학은 원인을 치료하지 않고 잠간 통증을 잊어버리게 하는 약이므로 먹을 수가 없었고, 이른 나이에 인공관절 수술을 한다는 것은 무섭기도 하고 마음에 용납이 되지 않아 파스를 바르며 글루코사민이 시중에 알려지기 전에 제약회사에서 구해 먹어보기도 했지만, 전혀 차도가 없어 거의 테이핑으로 버텼다. 테이핑이란 파스 종류가 아니고 무릎관절에 하중을 주지 않고 근육을 들어주는 작용을 하기 때문에 테이핑을 하는 시간에는 통증을 견딜 수 있어 사용하게 되었다.

나의 건강상태가 이렇다 보니 무릎과 허리에 통증 없이 마음대로 걷거나 등산하는 사람들을 보면 그렇게 부러울 수가 없었다. 어느 날 힘겹게 산에 올라 나의 지나온 세월을 반추하여 보았다. 무엇이 잘못되어 무릎과 허리가 아픈지 곰곰이 생각하여 보았는데 내가 골병들게 힘든 노동이나 운동을 하여 연골이 닳아진 것이 아니기 때문에 내 몸 어딘가에 문제가 있을 것이라고 생각하게 되었다.

서구의학은 연골은 재생이 안 되니 기다리다가 연골이 완

전히 다 닳아지면 인공관절 수술을 하라고 하는데 만일 연골
이 재생이 안 된다면 소아들이 20세 성인이 되기까지 뛰어놀
고, 운동하고, 공부하고, 일하면 연골이 닳아져 20세 되기 전
에 모든 인류가 관절염 환자가 되었을 것이라고 생각하니 연
골은 재생이 된다고 생각하기에 이르렀다. 마음속에 뿌린 생
각의 씨앗은 뿌리를 내리고 곧 행동이라는 꽃을 피우게 된다
는 말이 있듯이 나는 연골이란 어떻게 재생되는 것인지 백과
사전과 선현들의 한약 고서들을 두루 찾아보았다.

 그래서 얻어진 답은 아래와 같다.
 1. 신장은 조혈호르몬(EPO)을 분비하여 혈액을 만드는 역
할을 하며 골수를 생성 관절 사이의 연골과 활액막을 공급하
는데 직접적인 역할을한다.
 2. 신장은 비타민D를 활성화 해줌으로써 뼈 대사에 중요한
역할을 하며, 신장에서 공급되는 신수는 골수, 척수, 치수, 뇌
수를 공급한다.
 그리하여 신장기능이 약한 사람은 골수, 척수, 치수, 뇌수
공급이 저하되어 골수는 무릎의 퇴행성 관절염을, 척수는 디
스크를, 치수는 잇몸병을, 뇌수는 기억력 저하를 일으킨다.

백과사전에 수록된 골수의 역할은

첫째; 뼈 내강조직으로 성인의 경우는 피를 만드는 유일한 장기로 적혈구, 백혈구, 혈소판을 생성한다.

둘째; 골수의 줄기세포는 조골(造骨)세포와 연골(軟骨)세포를 만든다. 이러한 과정을 볼 때 신장기능을 회복시키면 골수가 채워지고 연골이 재생이 된다는 결론이었다.

이런 학설이 사실이라면 나의 허리통증과 무릎의 통증을 치료할 수 있겠다는 생각이 들었다.

나는 1980년에 약대를 졸업하고 약국을 개업하였는데 봄 가을 환절기의 아침에는 알레르기성 비염 때문에 한동안 고생했다. 그때는 페니리민이라는 항히스타민제가 유일한 약이었으므로 가렵고 재채기만 나오면 그 약을 먹었다. 그런데 그 약의 부작용이 나른하고 졸음이 왔기 때문에 그 약만 먹고 나면 기분이 좋지 않았다. 그 무렵 나는 웬일인지 초저녁에 자거나 12시 넘어 늦게 자도 허리가 아파 어김없이 새벽 3시면 일어나야 했다. 아무리 아침형 인간이 좋다고 하지만 너무 빨리 일어나는 것도 할 일 없이 고역이었다. 디스크도 아니면서 허리가 아픈데 진통제로는 좋아질 리 만무하였으므로 먹지 않았고 무엇 때문에 눕기만 하면 허리가 아픈지 알 길이 없었다.

　내가 80년대 약국을 개업할 때는 약사들이 한약 공부를 열심히 하였는데 그때 신허요통이란 뜻을 알게 되었다. 신허요통이란 잘 때 허리가 아파 오래 누워있지 못하는 요통을 말하는데, 요통은 척추의 수핵이 빠져나와 섬유테를 건드러서 나타나는 통증이 대부분이지만 척추디스크 때문이 아니고 척추의 병과 관계없이 나타나는 통증이 신허요통이다. 무릎과 허리는 신장(콩팥)에 속하므로 노화, 과도한 성관계, 과로 등으로 인해 신장의 기능이 약해지면 허리가 약해지고 통증이 생기기 쉽다. 그러므로 무거운 것을 들어 올리거나, 무거운 것을 밀다가 삐끗해서 생기는 요통도 신장의 기가 허약한 사람에게 잘 생긴다. 신허요통은 엑스레이(X-RAY), 엠알아이(MRI) 검사 상에서 나타나는 것이 아닌 데다 디스크로 판명이 되지 않기 때문에 시간이 자날수록 증상이 더욱 악화될 가능성이 높다. 여자들도 마찬가지로 산후조리를 잘못하였거나, 신장이 튼튼하지 못한 경우, 인공유산 등을 자주 한 여자들에게서 많이 발생한다. 나이를 먹어가며 특별한 원인 없이 과로 후에 어김없이 허리가 아프다가 쉬어야 통증이 줄어든다면 신장의 기능이 약해졌다고 볼 수 있다.

　신장의 기능이 떨어져서 통증이 계속된다면 '신허요통(腎虛腰痛)'이라 한다. 아침에 일어날 때 허리가 뻐근하고 통증 때문에 오래 누워있지 못하고 일어나야 하는 증상이 나타나고 다리도 아프면서 힘이 없어지는데, 심하면 무릎이 시큰거리고 통증이 온다. 신장기능이 약해지면 우선 하초의 양기가 부족해지고, 스태미너(stamina)가 부족해지며, 무릎이 약해지고, 허리 신경과 근육을 비롯해 뼈까지 약해지며, 배뇨에 문제가 있고, 성욕이 떨어진다. 동양의학의 필독서 황제내경에 의하면 신장은 하체 무릎, 허리, 발목, 발가락 관절에 작용한다고 하였고, 서양의학의 백과사전에는 신장은 조혈호르몬을 공급하여 적혈구를 생성 골수를 만들고 골수는 활액막, 연골, 디스크, 수핵, 섬유테 등을 재생하여 뼈에 관여한다고 했다. 움직이면 허리가 아픈 디스크와는 달리 누워있으면 허리가 아픈 병인데, 글자 그대로 신장이 허해서 허리가 아프다는 것이니 나의 증상과 똑같아 금방 이해가 갔다. 나는 신장이 허해서 즉, 신장이 약해서 요통이 오는 것이구나 생각하니 허리 아픈 원인을 알게 되었으므로 당장 행동에 옮겼다. 결과는 아주 성공적이었으며 아침 6시까지 허리가 아

프지 않고 잘 수 있었고 덤으로 알레르기 비염까지 좋아지게
되었다. 나는 그 뒤부터 만성질환에 대한 한약의 효과에 대
해 새로운 눈을 뜨게 되었고 한약 공부를 열심히 하려 했지
만, 주변 여건이 여의치 못해 공부하지 못하였으며, 특히 의
약분업이 시작되어 거기에 매달리다 보니 당연히 한약은 뒷
전이었다.

 산에 올라 나의 무릎이 아픈 것을 신세 한탄하다가 옛날 일
을 되새기며 한약 생각을 하게 되었다. 나는 신장에 관한 한
약을 복용한 뒤로 그렇게도 바랐던 무릎의 관절염이 완전히
자연 치유된 결과를 얻게 되어 하늘을 나는 기분이었으므로
누구를 붙잡고 자랑하고 싶었지만 그건 불가능했다. 그 이유
는 사람들은 넘쳐나는 정보로 인해 관절염에 대하여 알 만큼
알고 있었기 때문에 나 같은 약사의 주장에는 아랑곳하지 않
을 것이란 생각에서다. 그들이 알고 있는 정보란 연골은 재
생이 되지 않고 진통제를 복용하다 주사를 맞고 결국은 인공
관절 수술을 하여야 한다고 믿고 있었기 때문이었다.

 한약으로 관절염이 치료되는 사실이 다른 사람에게도 적용
하고픈 생각이 들어 수원 시내에 있는 교회로서 그 교회 담
임목사님이나 사모님 직계가족에 한해 한해 한분씩만 무료로 치

유해주기로 약속하고 거의 20여분을 6개월에 걸쳐 임상해 보았다. 그 결과 무릎과 디스크에는 효과가 있었으나 류마티스 관절염에는 실패를 하였다. 류마티스 관절염은 연골을 재생하여주는 원리가 적용되는 것이 아니라 스트레스에 의한 혈열이 원인이었던 것을 많은 시간이 지나고서야 깨달을 수 있었다.

이로써 내 자신 안에서 우러나오는 숭고한 암시를 따를 수밖에 없었는데, 그것은 많은 사람에게 이 사실을 알려야 한다는 숭고한 꿈이었다. 그때 쯤 서울에서 열리는 월드컵에서 우리나라가 4강에 들어 '꿈은 이루어진다' 라는 말이 유행처럼 번질 때 나는 꿈을 꾸기 시작했다. 어떠한 상황에서도 자신안의 숭고한 암시를 따르며 언제나 거룩한 자신에 대해 진실하라는 말을 가슴 깊이 새기며 내부의 빛과 목소리에 의지하여 책을 집필했다. 그래서 나온 책이 관절염을 고친 사람들이었다. 연골은 재생된다는 이론과 처음 복용하여 좋아졌던 사람들의 수기를 주제로 만들어졌는데 관절염으로 고생하는 분들이 그 책을 읽고 찾아와 여러 가지 관절염에 대하여 경험을 하게 되었다.

두려움 없이 목표를 세우고, 생각에 힘을 모으면 창조적인 힘이 발산되는 것처럼 이러한 이론은 그냥 나타나는 것이 아니라 자연의 섭리인 것이다. 자연의 섭리는 사람들이 제일 많이 하는 생각이 충족되도록 도와준다고 하는 것처럼 관절염에 대하여 많은 분이 고생하면서 어떻게 하면 고생하지 않고 자연치유 되는 법이없을까 생각하고 있기 때문에 이러한 이론이 성립되고 자연치유 되는 것이 아닐까 생각해보았다.

　인간은 새로운 도전에 대해서 네 가지 유형으로 반응한다고 한다.

　첫째는 무조건 배척하는 것이다. 그것에 대해 아는 바가 없으면서 기존의 자기 생각과 맞지 않는다는 이유로 덮어놓고 배척한다.

　두 번째는 무조건 수용하는 것이다. 별로 아는 바도 없고 구체적으로 알아본 적도 없으면서 무작정 다른 사람의 주장을 받아들이고 수용한다.

　세 번째는 무관심이다. 묵묵히 지켜보면서 나중에 따라간다는 주의이다.

　네 번째는 신중하지만 적극적인 연구 파이다. "누군가가 이것이 좋다"고 주장하면 진짜로 좋은지 어디한번 신중히 알아

보고 실행해본 후 평가한다. 한 분야에 대해 진정한 발전을 이루는 인간은 바로 네 번째인 신중한 연구가이다.

어떠한 상황에서도 자신 안의 암시를 따르며 언제나 거룩한 자신에 대해 진실하고 내부에서 흘러나오는 빛과 목소리에 의지하시라. 그리고 미래가 당신의 모든 생각과 노력에 대한 보상을 내릴 것이라 믿기 바란다.

'디스크 관절염 알면 정복된다'와 부록 '자연으로 날다 I '는 지금까지 살아오면서 신중히 생각하고 시행해본 후 그에 대한 사실적인 결과를 적어 놓은 것이므로 문학적인 것과는 거리가 멀고 서양의학에 매료되신 분들에겐 난해한 부분이 있는 것도 사실이다. 그러나 우리가 사는 세상에 어떤 것에 대해 확실하다고 주장할 수 있는 진리는 얼마나 될까. 확실한 것은 서로 돕고 살아야 한다는 이타심의 마음과 삶의 실천이라고 생각한다. 그것은 누구나 바라는 유토피아의 세상이며 그건 바로 우리들 마음에 있으며, 행동하는 실천에 있다.

이 책이 나오기까지 많은 우여곡절과 눈물이 있었지만 많은 분의 배려와 격려 속에 발간할 수 있음에 감사드린다.

CHECK LIST ☑

독자 분들의 건강 상태 자가 점검를 위해서
신장, 간, 심장, 각 장기별로 준비된 체크리스트입니다.

체크리스트의 항목은 몸의 자생력이 떨어져
각 장기의 기능이 약해지면 나타나는 증상들로,
스스로 체크하면서 자신의 건강 상태를 파악해보세요.

< 신장 편 >

- ☐ 소변을 자주 본다
- ☐ 소변에 거품이 많다
- ☐ 요실금이나 방광염이 자주 생긴다
- ☐ 혈뇨나 단백뇨가 있다
- ☐ 전립선 비대 증상이 있다
- ☐ 티눈이 있다
- ☐ 발톱무좀이 있다
- ☐ 발에 각질이 심하다
- ☐ 발에 만성적인 무좀이 있다
- ☐ 발에 땀이 많고 발냄새가 난다
- ☐ 발에 열나고 뜨겁다
- ☐ 발바닥이 아픈 족저근막염이 있다
- ☐ 통풍이 있다
- ☐ 무지외반증이 있다
- ☐ 요로결석이 있다
- ☐ 무릎에 물이차고 아프다
- ☐ 노폐물이 빠지지 않아 물만 먹어도 살찌는 과체중이다
- ☐ 디스크로 고생하고 있다
- ☐ 신허요통으로 아침 늦게까지 잠을 자지 못하고 오래 누워 있으면 허리가 아프다

☐ 고관절염이 있다

☐ 고혈압이 있다

☐ 발목이 아프다

☐ 하지정맥류가 있다

☐ 정력이 약해 진다

☐ 오후가 되면 양말 테가 날 정도로 붓는다

☐ 크레아틴 수치가 1.4 이상 나온다

☐ 신부전 진단을 받고 빈혈, 무력감, 피부가려움, 불면, 관절통, 증상이 있다

☐ 부정적이거나 우려되는 말들을 많이 하는 편이다

☐ 고집스럽고, 고정 관념이 강한편이다

☐ 쉽게 새로운 정보를 받아들이지 않는다

☐ 새로운 환경에 잘 적응을 하지 못한다

☐ 편식이 심하다

☐ 운동을 좋아하지 않고 계속 누워있고만 싶다

☐ 죽고 싶은 생각이 든다

총 갯수:

신장 편 진단

0-3개: 비교적 신장이 건강한 편입니다. 하지만 방심은 금물, 평소부터 신장 건강에 유의하세요.

4-7개: 신장에 문제가 있을 수 있으니 검사와 상담을 받고 주기적으로 체크해보세요.

8개 이상: 신장 기능에 문제가 있습니다. 반드시 전문가와 상담 후 치료하세요.

< 간 편 >

- [ ] 과도한 음주 지속시 술이 깨지 않고 알콜성 간염이된다
- [ ] 배에 가스가 차고 더부룩하며 입에서 냄새가 난다
- [ ] 눈의 흰자위와 피부가 노랗게 변한다
- [ ] 이유 없이 피로감이 지속되고 기운이 없다
- [ ] 나이에 맞지 않게 여드름이 난다
- [ ] 몸, 가슴, 배에 붉은 혈관이 보인다
- [ ] 우상복부에 통증이 느껴진다
- [ ] 구역질이 자주 나타나고 화를 잘낸다
- [ ] 잇몸 출혈이 잦고 이유 없이 체중이 감소한다
- [ ] 오른쪽 어깨가 불편해서 돌아누워 잔다
- [ ] 남성은 성기능이 떨어지고 유두가 커진다
- [ ] 상처가 잘 낫지 않고 오래간다
- [ ] 손톱무좀, 발톱무좀이 있다
- [ ] 겨드랑이나 사타구니에 땀이 많다
- [ ] 피부 알러지가 잘 생긴다
- [ ] 눈충혈, 턱관절, 유방암, 자궁근종이 있다
- [ ] 어깨통증이 있으며 등이 아프고 결린다
- [ ] 안구건조증, 백내장. 녹내장, 황반변성이 있다
- [ ] 가끔 두려움이 갑자기 느껴진다
- [ ] 어떤일을 할 때 쉽게 접근하지 못한다

☐ 새로운 일을 시작할 때 철저하지 못하다
☐ 마무리를 잘하지 못한다
☐ 대화할 때 집중하지 못한다
☐ 단체운동을 좋아하지 않는다
☐ 다리를 떨거나 손을 가만히 두지 않고 움직인다
☐ 남을 비교하여 비관을 많이 한다
☐ 슬픈 생각만 든다

총 갯수:

간 편 진 단

0-3개: 비교적 간이 건강한 편입니다. 하지만 방심은 금물, 평소부터 간 건강에 유의하세요.

4-7개: 간에 문제가 있을 수 있으니 검사와 상담을 받고 주기적으로 체크해보세요.

8개 이상: 간 기능에 문제가 있습니다. 반드시 전문가와 상담 후 치료하세요.

< 심장 편 >

- [ ] 불안하고 초조하다
- [ ] 잠이 예민하고 불면이 있다
- [ ] 혀에 구내염이 자주 생긴다
- [ ] 혀에 황태, 백태가 있고 쓰리고 아프다
- [ ] 입이 마른다
- [ ] 뒷목이 댕긴다
- [ ] 머리에 지루성 피부염이 생긴다
- [ ] 팔꿈치가 아프다
- [ ] 손목이 아프다
- [ ] 손가락이 아프다
- [ ] 손이 저린다
- [ ] 언덕을 오를 때 숨이 찬다
- [ ] 가슴에 통증이 온다
- [ ] 손톱무좀이 있다
- [ ] 손에 주부습진이나 땀이 많이 난다
- [ ] 주부습진이 있다
- [ ] 손을 쥐는 힘이 약하다
- [ ] 목디스크가 있다
- [ ] 공황장애나 우울증이 있다
- [ ] 마음이 답답하다

☐ 일의 결과로 성과가 적다

☐ 늘 산만하고 두리번 거리는 버릇이 있으며, 물건들을 잘 잊어버린다

☐ 눈을 깜빡거리는 습관이나, 입을 씰룩거리기를 잘한다

☐ 잠을 충분히 잘수가 없다

☐ 입술 또는 손톱 주변의 거칠한 부분을 입으로 뜯는다

☐ 24시간중 불필요한 생각을 많이 하는 편이다

☐ 고민이 많다

☐ 기억력이 좋지 않다

총 갯수:

심장 편 진단

0-3개: 비교적 심장이 건강한 편입니다. 하지만 방심은 금물, 평소부터 심장 건강에 유의하세요.

4-7개: 심장에 문제가 있을 수 있으니 검사와 상담을 받고 주기적으로 체크해보세요.

8개 이상: 심장 기능에 문제가 있습니다. 반드시 전문가와 상담 후 치료하세요.

디스크 관절염 알면 정복된다
(자연으로 날다 I)

초판 1쇄 발행일 2018년 6월 1일

지은이 박민수
발행인 신하임
편집 신하임
디자인 한지유

발행처 NECH 연구개발센터
출판등록번호 783-69-00188
출판등록 18.02.13
주소 (우13919) 경기도 안양시 동안구 동안로 280
대표전화 031-343-8182
이메일 nechcenter@gmail.com

ⓒ 박민수, 2018

ISBN 979-11-963581-0-5

자연으로 날다 I

| 변 화 로 이 르 게 하 는 책 |

박민수 지음

NECH 연구개발센터

들
어
가
며

들어가며

1. 치유사랑의 이념

자연의 법칙과 마찬가지로 인간의 오장육부도 상생의 법
칙이 적용되며 온전한 자연치유력을 갖는다.

인간의 자연치유력을 극대화하여 나를 찾고, 나의 건강을
찾아, 나와 가족과 이웃과 지역사회에 행복과 사랑의 중심
으로 보람있게 살아갈 수 있도록 한다.

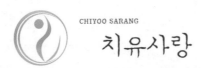

2. 치유사랑의 길

행복이란
바른생각 하기에 달려있다.

우리에게
주어진 시간은
누구에게나 같지만
그 시간에 내가 감사하고
기쁘며 행복하게 살지 아니하면
나만 손해다.

행복이란
죽을 때까지
하고 싶은 일을 바르게 하면서
나의 소유를 나누는 것이다.

내일 일을 내일이 책임지기 때문에

걱정할 것 없다.
언제는 우리가 걱정한다고 잘 된 일이 있는가?
바르게 생각하고 목표를 정하면
언젠가는 이루어진다!

꽃씨를 뿌리면
꽃이 피고
잡초씨를 뿌리면
잡초가 나는
우주의 법칙처럼

좋은 생각을 하면
좋은 일이 생긴다.

건강도
내 몸에 무엇을 심느냐에 따라 다르다.
그래서 노년은 내가 만든 작품이다.

3. 들어가며

노년은 자기가 만든 작품입니다. 살아가는 동안 우연이 필연이 되어 인생이 바뀌어 집니다. 우연히 책을 읽고서, 사람을 만나거나 , 이야기를 통해서든 우연이 필연이 되어 인생이 바뀌어지도록 좋은 만남을 기대해 봅니다.

그 후로 오랜 시간이 흐른 지금, 나는 우연이 없음을 압니다. 노력에 의한 필연만이 존재한다는 것을.

그 비밀을 찾아서 나는 백일의 여행을 하려고 합니다. 나로부터의 내안의 여행을…. 그리고 진정한 나를 자연스럽게 만나서 인생을 바꾸어, 미뤄두었던 꿈을 찾아날고자 합니다.

나를 정확히 알아야만 지금의 아픔을 딛고 전화위복의 기적을 만들어 진정 나를 사랑하고, 상대를 진정 사랑하게 될 것이므로… 나는 진정으로 자연스럽도록 행복하고자 합니다.

변화로 이르게 하는 책

'변화로 이르게 하는 책' 사용설명서

'변화로 이르게 하는 책'은 현재와 미래의 삶을 바꿀 수 있는 것은 오직 '나' 임을 깨닫고 올바른 사고를 하여 과거의 나의 모순을 체크하고, 건강한 삶을 실천해갈 수 있도록 하는 아름다운 여정의 백일 실천 책이다.

목적은 건강이다. 그리고 더불어 잘 사는 것이다 .
그렇다면 지금 나는 무엇을 해야하는가?
간단하다.

첫 번째는 안좋은 습관을 좋은 습관으로 바꿔가는 것이다. 몸이 안좋아진 것은 옳지 않은 습관이 시간이 지나면서 몸에 쌓였기 때문에 아파온 것이므로 옳지 않은 습관이 쌓여진 것을 좋은 습관으로 개선하면서 몸은 자연치유 회복할 수 있다. 분명 건강한 몸으로 되돌릴 수 있다.

두 번째는 내가 이루고 싶은 목표를 설정하는 것이다. 그 목표는 나를 위하고 상대를 위한 목표여야한다. 나와 상대를 위한 목표는 조화를 이뤄낼수 있기 때문이며, 내가 할수 없는 능력을 상대와 상생하여 내가 원하는 것을 이룰수 있고, 더불어 상대가 원하는 것 까지 이룰수있기 때문이다. 그러면 저절로 건강해진다. 건강해지려는 꿈이 건강한 정신과 건강한 육체로 현실화 되는 것이다. 그러기 위해서는 내 자신을 믿고 변해야하는 가치있는 중요한 목표를 냉철히 분석하고, 분석한 것들을 행동으로 실천하고 기록해야 한다. 마지막으로 주변의 변화에 대해서도 기록하자.
백일 후의 나의 현재와 미래 가치를 틀림없이 경험하게 될 것이다

1. 건강회복 바른습관 키워가기

과거의 나를 기록해본다.
그리고 현재의 나를 기록해본다.
과거에 나빴는데 현재가 좋아지고 있는지,
아니면 과거는 좋았는데 현재가 나빠지고 있는지
편안한 마음으로 기록해본다.

1. 과거의 습관과 현재의 습관을 되돌아보며
   내 건강을 잃게 했던 나쁜 습관을 기록해보자.

2. 다시 건강해지기 위해 100일동안 실천해야하는
   좋은 습관을 기록해보자.

3. 건강해지면 얻어지는 보상에 대하여 기록해보자.
   나로부터 변화된 주변에 끼치는 영향까지 생각해보자.

2. 목표 분류하기

꿈을 이루기 위해 당장 실행 해야하는 순서대로 돈,
인관관계를 중심으로 아래 4가지 질문을 분리하여
목표를 기록한다.
돈, 인관관계 외에 더 중요한 중심이 있다면 그것을
중심으로 목표를 기록한다.

1. 꿈을 이루기 위해 꼭 해야만 하고, 급하게 해야하는
   목표를 적어보자. (무엇이든 생각나는 대로 적어보자)

2. 꿈을 이루기 위해 꼭 해야 하지만, 급하지는 않은
   목표를 적어보자. (무엇이든 생각나는 대로 적어보자)

3. 꿈을 이루기 위해 급하지만, 꼭 하지 않아도 되는
   목표를 적어보자. (무엇이든 생각나는 대로 적어보자)

4. 꿈을 이루기 위해 급하지 않고, 꼭 하지 않아도 되는
   목표를 적어보자. (무엇이든 생각나는 대로 적어보자)

3. 나의 삶을 바꿔내는 실천의 100일

　건강해지는 3가지 올바른 습관과 가장 급하고 당장 해야하는 것을 매일 기록하고 일일 실행한 것의 결과를 기록한다. 그리고 매일 다양한 건강 상식을 접하며, 건강을 위한 다양한 질의에 대한 답을 기록해 본다.

매일 실천하고 기록해야하는 5가지

1. 매일 크게 웃어보고, 크게 웃음으로써
   나와 주변의 영향력을 기록해보자.

2. 남탓, 변명, 부정적생각, 부정적 언행을
   하진 않았는지 되돌아보자.

3. 오늘 스스로 행했던 3가지 올바른 습관
   을 기록해보자.

4. 꿈을 이루기 위해 꼭 해야하고, 급하게
   해야하는일 3가지를 기록해보자.

5. 오늘의 희망, 즐거움, 기분 좋았던 일
   긍정의 말을 기록해보자.

나의 철학 _1일째

모든 것의 출발은 나 자신이다. 상대와 조화를 이루어 밝은 미래를 만들어갈 나의 철학을 1일째, 33일째, 66일째, 100일째 되는 날에 기록한다.

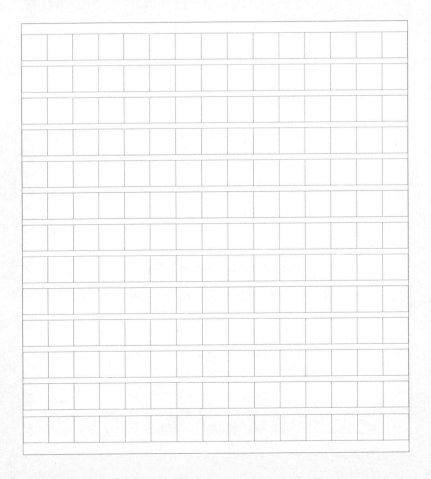

1일째

날짜:

시간:

1. 크게 웃었나요?

2. 남탓, 변명, 부정적인 생각이나 언행을 하진 않았나요?

3. 오늘 행한 올바른 습관 3가지는 무엇인가요?

4. 꼭 해야하고 급하게 해야하는 일 3가지는 무엇인가요?

5. 희망, 즐거움, 기분 좋았던 일, 긍정의 말을 적어보세요.

오리는 머리가 나빠 새끼를 가르친다며 부리로 쪼다가 왜 그렇게 하는지 잊어 버리는 바람에 새끼를 죽게 만든다. 나도 모르게 이런 어처구니없는 일을 하는 것은 아닐까? 건강에 대해 일반상식을 믿고, 죽을 때까지 약을 먹고 있는 것은 아닌지 생각해보아야 한다.

2일째

날짜:

시간:

1. 크게 웃었나요?

2. 남탓, 변명, 부정적인 생각이나 언행을 하진 않았나요?

3. 오늘 행한 올바른 습관 3가지는 무엇인가요?

4. 꼭 해야하고 급하게 해야하는 일 3가지는 무엇인가요?

5. 희망, 즐거움, 기분 좋았던 일, 긍정의 말을 적어보세요.

하루에도 수많은 사람들이 오간다. 한 달 전에 방문했는데 이번 달도 어김없이 똑같은 표정과 의무감으로 약을 먹어야 된다는 생각뿐이다. 내가 그렇게 몇 십 년을 복용하면 건강은 더 좋아지는 것일까?

3일째

날짜:

시간:

1. 크게 웃었나요?

2. 남탓, 변명, 부정적인 생각이나 언행을 하진 않았나요?

3. 오늘 행한 올바른 습관 3가지는 무엇인가요?

4. 꼭 해야하고 급하게 해야하는 일 3가지는 무엇인가요?

5. 희망, 즐거움, 기분 좋았던 일, 긍정의 말을 적어보세요.

진통제를 장기간 복용하면 나는 어떤 모습이 되어있을까?

4일째

날짜:

시간:

1. 크게 웃었나요?

2. 남탓, 변명, 부정적인 생각이나 언행을 하진 않았나요?

3. 오늘 행한 올바른 습관 3가지는 무엇인가요?

4. 꼭 해야하고 급하게 해야하는 일 3가지는 무엇인가요?

5. 희망, 즐거움, 기분 좋았던 일, 긍정의 말을 적어보세요.

마음속에 뿌린 생각의 씨앗은 뿌리를 내리고 곧 행동이라는 꽃을 피우며 기회와 상황이라는 열매를 맺는다. 좋은 생각은 좋은 열매를 맺고 나쁜 생각은 나쁜 열매를 맺는다.

5일째

날짜:

시간:

1. 크게 웃었나요?

2. 남탓, 변명, 부정적인 생각이나 언행을 하진 않았나요?

3. 오늘 행한 올바른 습관 3가지는 무엇인가요?

4. 꼭 해야하고 급하게 해야하는 일 3가지는 무엇인가요?

5. 희망, 즐거움, 기분 좋았던 일, 긍정의 말을 적어보세요.

나의 무엇이 미래를 그리고 노년을 행복하게 할수 있을까?

건강 (   ) 물질 (   ) 사람 (   ) 직업(   )
취미 (   ) 인성 (   ) 지식 (   ) 존경(   )

6일째

날짜:

시간:

1. 크게 웃었나요?

2. 남탓, 변명, 부정적인 생각이나 언행을 하진 않았나요?

3. 오늘 행한 올바른 습관 3가지는 무엇인가요?

4. 꼭 해야하고 급하게 해야하는 일 3가지는 무엇인가요?

5. 희망, 즐거움, 기분 좋았던 일, 긍정의 말을 적어보세요.

식물이 씨앗에서부터 싹을 틔우듯이
인간의 모든 행위는 생각에서 비롯된다.

7일째

날짜:

시간:

1. 크게 웃었나요?

2. 남탓, 변명, 부정적인 생각이나 언행을 하진 않았나요?

3. 오늘 행한 올바른 습관 3가지는 무엇인가요?

4. 꼭 해야하고 급하게 해야하는 일 3가지는 무엇인가요?

5. 희망, 즐거움, 기분 좋았던 일, 긍정의 말을 적어보세요.

건강하기 위해 약을 복용하고 싶다면 나는 어떤 약을 먹고 싶나요?

빅터 로저스는 굼뜬 아이로 주정뱅이 아버지와 컨테이너 하우스에서 살았으며 선생님으로부터 야단만, 친구들로부터는 놀림만 당하며 살았는데 거기에 말까지 더듬었습니다. 어느 날 학교에서 I.Q 테스트를 했는데 I.Q 73이라는 결과가 나와서 빅터는 바보가 확실했고, 빅터 자신도 그렇게 생각했습니다.

간신히 고등학교를 졸업한 빅터는 동네 자동차 정비업소에서 온갖 궂은일을 도맡아 하며 근근이 살았습니다. 그런 빅터가 가장 좋아하는 것은 혼자서 뭔가를 곰곰이 생각하는 것과 눈에 띄는 대로 책을 읽는 것이었습니다. 그러다보니 스물네 권짜리 브리태니커 사전을 다 읽게 되었습니다.

어느 날, 빅터는 고속도로변 커다란 입간판에 수학문제 하나와 인터넷 주소가 덩그러니 적혀있는 것을 보았는데 호기심이 발동한 빅터는 얼른 그 문제를 적었고 , 틈만 나면 그 문제와 씨름한 끝에 마침내 답을 알아냈습니다.
빅터는 유일한 친구인 로라의 도움을 받아 그 인터넷 주소로 답을 보냈습니다.

이 우연한 일로 빅터에게는 생각할 수 없는 일이 벌어졌습니다. 당대 최고의 수재들을 모아놓은 애프리 회사에 특별 채용된 것입니다.

사건의 전말은 이렇습니다.

애프리 회사는 특별한 천재를 원했고 그래서 그런 간판을 내걸었던 것입니다. 수백만의 사람들이 그 간판을 그냥 지나쳤으나 빅터만은 관심을 가졌습니다.

빅터는 그 이후 우여곡절을 겪었지만 열심히 살았고 그 이후 빅터는 바보가 아니라 천재임이 밝혀졌습니다.

첫 I.Q 테스트 결과가 나왔을 때 그의 I.Q 는 173이었습니다. 그러나 빅터 담임선생님은 그럴 리가 없다며 73이라고 발표했던 것입니다.

현재 빅터는 세계 각국의 천재들만 가입할 수 있는 국제 멘사 협회 회장으로, 또한 수많은 히트상품을 개발한 발명가, 기업 컨설턴트, 저술가, 혁신강연가로 신나게 살아가고 있습니다.

빅터가 일생일대의 전환점을 맞이하게 된 것은 우연을 필연으로 만든 결과입니다.

8일째

날짜:

시간:

1. 크게 웃었나요?

2. 남탓, 변명, 부정적인 생각이나 언행을 하진 않았나요?

3. 오늘 행한 올바른 습관 3가지는 무엇인가요?

4. 꼭 해야하고 급하게 해야하는 일 3가지는 무엇인가요?

5. 희망, 즐거움, 기분 좋았던 일, 긍정의 말을 적어보세요.

현장에서의 일을 그만둔 후에, 내가 보람되게 살 수 있는 일이나
계획이 있다면 그것을 실행하기 위해 무엇이 제일 필요 할까?

9일째

날짜:

시간:

1. 크게 웃었나요?

2. 남탓, 변명, 부정적인 생각이나 언행을 하진 않았나요?

3. 오늘 행한 올바른 습관 3가지는 무엇인가요?

4. 꼭 해야하고 급하게 해야하는 일 3가지는 무엇인가요?

5. 희망, 즐거움, 기분 좋았던 일, 긍정의 말을 적어보세요.

나는 성공의 기준을 무엇이라 생각하는가?

10일째

날짜:

시간:

1. 크게 웃었나요?

2. 남탓, 변명, 부정적인 생각이나 언행을 하진 않았나요?

3. 오늘 행한 올바른 습관 3가지는 무엇인가요?

4. 꼭 해야하고 급하게 해야하는 일 3가지는 무엇인가요?

5. 희망, 즐거움, 기분 좋았던 일, 긍정의 말을 적어보세요.

진짜 성공은 영원히 성공할 수 없는 목표를 향해 끝없이 가는 것이다

11일째

날짜:

시간:

1. 크게 웃었나요?

2. 남탓, 변명, 부정적인 생각이나 언행을 하진 않았나요?

3. 오늘 행한 올바른 습관 3가지는 무엇인가요?

4. 꼭 해야하고 급하게 해야하는 일 3가지는 무엇인가요?

5. 희망, 즐거움, 기분 좋았던 일, 긍정의 말을 적어보세요.

물질은 얼마만큼 있어야 행복할까?

12일째

날짜:

시간:

1. 크게 웃었나요?

2. 남탓, 변명, 부정적인 생각이나 언행을 하진 않았나요?

3. 오늘 행한 올바른 습관 3가지는 무엇인가요?

4. 꼭 해야하고 급하게 해야하는 일 3가지는 무엇인가요?

5. 희망, 즐거움, 기분 좋았던 일, 긍정의 말을 적어보세요.

결혼생활에 있어 부부관계는 무엇이 가장 중요하다고 나는 생각하는가?

13일째

날짜:

시간:

1. 크게 웃었나요?

2. 남탓, 변명, 부정적인 생각이나 언행을 하진 않았나요?

3. 오늘 행한 올바른 습관 3가지는 무엇인가요?

4. 꼭 해야하고 급하게 해야하는 일 3가지는 무엇인가요?

5. 희망, 즐거움, 기분 좋았던 일, 긍정의 말을 적어보세요.

나의 결혼 생활까지 말할 수 있는 친구는 지금 몇 명이나 있는가?

14일째

날짜:

시간:

1. 크게 웃었나요?

2. 남탓, 변명, 부정적인 생각이나 언행을 하진 않았나요?

3. 오늘 행한 올바른 습관 3가지는 무엇인가요?

4. 꼭 해야하고 급하게 해야하는 일 3가지는 무엇인가요?

5. 희망, 즐거움, 기분 좋았던 일, 긍정의 말을 적어보세요.

성공의 비밀
한 걸음 한 걸음 목표를 향해 걸어가면 추락하는 일은 없다. 여기에 중요한 것은 하나만 설정하는 것이다. 그리고 목표를 이루기 위해 헌신적으로 노력하며 그 어느 것도 당신을 유혹하지 못하도록 한다. 이것은 우주 불변의 법칙이다.

15일째

날짜:

시간:

1. 크게 웃었나요?

2. 남탓, 변명, 부정적인 생각이나 언행을 하진 않았나요?

3. 오늘 행한 올바른 습관 3가지는 무엇인가요?

4. 꼭 해야하고 급하게 해야하는 일 3가지는 무엇인가요?

5. 희망, 즐거움, 기분 좋았던 일, 긍정의 말을 적어보세요.

축복받은 마음은 사랑하는데서 얻는 것이지 사랑받는데서 얻는 것이 아니다. 자신이 원하는 것과 필요한 것을 남에게 주어라 그렇게 하면 영혼은 풍요로 워지며 참된 인생을 살게 된다.

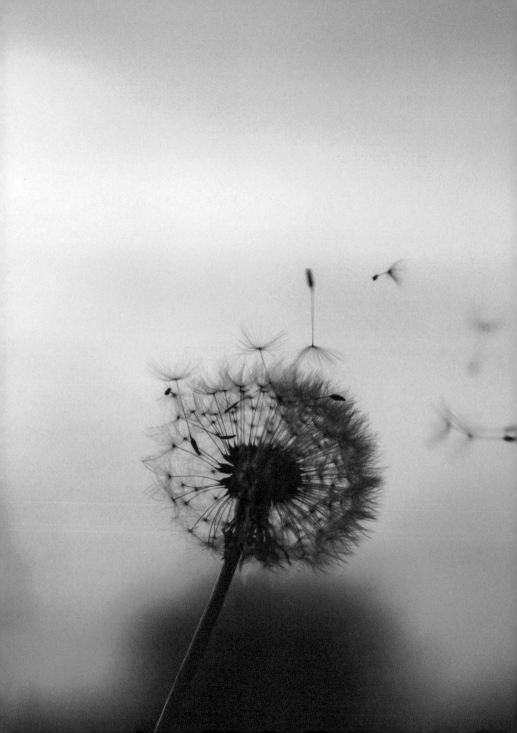

火氏之璧 (화씨지벽)

옛 중국의 춘추전국시대 때 초나라에서 있었던 일이다. 변화씨란 사람이 산 속에서 옥돌을 발견하여 곧 여왕에게 바쳤다. 여왕이 보석을 받아들고 보석 세공인에게 감정을 시켜보니 그저 보통의 돌멩이라 하였더니 화가 난 여왕은 변화씨를 발뒤꿈치를 자르는 월형에 처했다. 여왕이 죽자 이번에는 그 옥돌을 무왕에게 바쳤는데, 이번에도 같은 대답이 나오자 변화씨의 나머지 한발의 뒤꿈치도 자르는 형벌에 처했다. 무왕의 뒤를 이어 문왕이 즉위하자 변화씨는 그 옥돌을 들고 뒤뚱거리며 걸어서 궁궐 앞에 앉아 사흘 밤 사흘 낮을 꼬박 울었다. 문왕이 그 사연을 묻자 변화씨는 울면서 그간 있었던 일들을 고했다.

문왕이 이상하게 여겨 그 옥돌을 받아서는 세공인에게 맡겨 다듬어 오라고 시켰다. 그 결과 투박한 돌 속에서 천하에 보지 못한 璸玉이 오롯이 모습을 드러냈다. 문왕은 크게 기뻐하면서 변화씨에게 많은 상을 내리고 그 이름을 따서 그 옥을 화씨의 구슬 즉 화씨지벽이라 하였다. 천하의 명옥도 그를 알아주는 사람이 아니면 한 갓 돌멩이에 불과한 것이다.

* 한 권의 책을 읽으며 화씨지벽으로 나를 다듬어 보리라.....

16일째

날짜:

시간:

1. 크게 웃었나요?

2. 남탓, 변명, 부정적인 생각이나 언행을 하진 않았나요?

3. 오늘 행한 올바른 습관 3가지는 무엇인가요?

4. 꼭 해야하고 급하게 해야하는 일 3가지는 무엇인가요?

5. 희망, 즐거움, 기분 좋았던 일, 긍정의 말을 적어보세요.

당신이 만일 한 가지 병으로 약을 복용하고 있다면
죽을 때까지 한 가지 병으로 끝날 것 같은가!

17일째

날짜:

시간:

1. 크게 웃었나요?

2. 남탓, 변명, 부정적인 생각이나 언행을 하진 않았나요?

3. 오늘 행한 올바른 습관 3가지는 무엇인가요?

4. 꼭 해야하고 급하게 해야하는 일 3가지는 무엇인가요?

5. 희망, 즐거움, 기분 좋았던 일, 긍정의 말을 적어보세요.

병은 한 길로만 오는 것이 아니고 여러 가지 길로 오는 이유를 아시나요?

18일째

날짜:

시간:

1. 크게 웃었나요?

2. 남탓, 변명, 부정적인 생각이나 언행을 하진 않았나요?

3. 오늘 행한 올바른 습관 3가지는 무엇인가요?

4. 꼭 해야하고 급하게 해야하는 일 3가지는 무엇인가요?

5. 희망, 즐거움, 기분 좋았던 일, 긍정의 말을 적어보세요.

살이 찌지 않고 마르는 이유는 무엇인가?
1. 신장기능이 약해 조혈호르몬 공급이 떨어지면 간에 피기 쌓이지 않는다.
2. 먹어야 피가 되고 살이 되는데 비,위가 약해 소식하기 때문이다.

19일째

날짜:

시간:

1. 크게 웃었나요?

2. 남탓, 변명, 부정적인 생각이나 언행을 하진 않았나요?

3. 오늘 행한 올바른 습관 3가지는 무엇인가요?

4. 꼭 해야하고 급하게 해야하는 일 3가지는 무엇인가요?

5. 희망, 즐거움, 기분 좋았던 일, 긍정의 말을 적어보세요.

스트레스가 쌓이면 운동을 해야 한다 그 이유는 스트레스로 인한 열이 장부를 침범하지 않고 피부 쪽으로 빠져나가기 때문이다. 그래서 옛날에는 많이 움직여 열이 피부로 나가면서, 피부에 종기가 많이 생겼고, 요즘에는 움직이지 않아 열이 피부로 나오지 못해 장부를 침범하여 질환들이 많다.

20일째

날짜:

시간:

1. 크게 웃었나요?

2. 남탓, 변명, 부정적인 생각이나 언행을 하진 않았나요?

3. 오늘 행한 올바른 습관 3가지는 무엇인가요?

4. 꼭 해야하고 급하게 해야하는 일 3가지는 무엇인가요?

5. 희망, 즐거움, 기분 좋았던 일, 긍정의 말을 적어보세요.

인간은 자연의 섭리대로 성장하는 존재이지 잔재주로 만들어진 창조물이 아니다.

21일째

날짜:

시간:

1. 크게 웃었나요?

2. 남탓, 변명, 부정적인 생각이나 언행을 하진 않았나요?

3. 오늘 행한 올바른 습관 3가지는 무엇인가요?

4. 꼭 해야하고 급하게 해야하는 일 3가지는 무엇인가요?

5. 희망, 즐거움, 기분 좋았던 일, 긍정의 말을 적어보세요.

숭고한 인격이 하늘의 은총으로 또는 우연히 얻어지는 것이 아니라
옳은 생각만을 하려는 꾸준한 노력이 낳은 자연스런 결과이다.

22일째

날짜:

시간:

1. 크게 웃었나요?

2. 남탓, 변명, 부정적인 생각이나 언행을 하진 않았나요?

3. 오늘 행한 올바른 습관 3가지는 무엇인가요?

4. 꼭 해야하고 급하게 해야하는 일 3가지는 무엇인가요?

5. 희망, 즐거움, 기분 좋았던 일, 긍정의 말을 적어보세요.

힘든 일이나 훌륭한 일을 하고도 오히려 불행해진 경우는 없었나요?
있다면 그 이유는 무엇일까요?

23일째

날짜:

시간:

1. 크게 웃었나요?

2. 남탓, 변명, 부정적인 생각이나 언행을 하진 않았나요?

3. 오늘 행한 올바른 습관 3가지는 무엇인가요?

4. 꼭 해야하고 급하게 해야하는 일 3가지는 무엇인가요?

5. 희망, 즐거움, 기분 좋았던 일, 긍정의 말을 적어보세요.

만남으로 인해 운이 크게 변하는 일이 있다고 믿으세요?

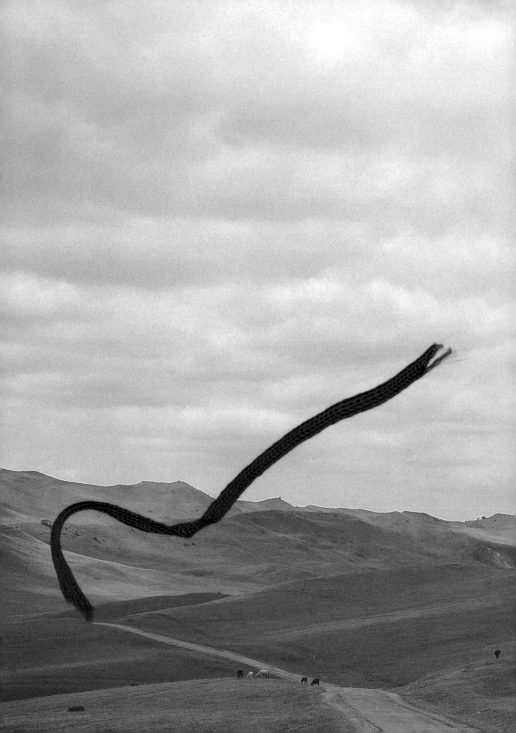

하인리히 법칙

결정적인 실패 전에 300번의 기분 나쁜 전조 들이 보이며, 29번의 실패가 일어난다.

건강도 마찬가지의 원리이다. 현재 건강의 이상 신호가 있다면, 아니면 현재 실패로 인한 상처를 갖고 있다면, 과거의 전조증상들을 기록해 보자.
그곳에 답이 있으며, 전조증상을 기록하므로 해서, 나빠진 원인을 찾아낼 수 있다, 원인을 찾게되면 , 하나씩 해결해 나가면 되므로, 나의 현재가 바뀔 수 있는 절호의 찬스를 맞이하게 될 것이다.

24일째

날짜:

시간:

1. 크게 웃었나요?

2. 남탓, 변명, 부정적인 생각이나 언행을 하진 않았나요?

3. 오늘 행한 올바른 습관 3가지는 무엇인가요?

4. 꼭 해야하고 급하게 해야하는 일 3가지는 무엇인가요?

5. 희망, 즐거움, 기분 좋았던 일, 긍정의 말을 적어보세요.

현자는 모든 것에서 배우는 사람이며
강자는 자기 자신을 이기는 사람이며
부자는 자기 스스로 만족하는 사람이다.

25일째

날짜:

시간:

1. 크게 웃었나요?

2. 남탓, 변명, 부정적인 생각이나 언행을 하진 않았나요?

3. 오늘 행한 올바른 습관 3가지는 무엇인가요?

4. 꼭 해야하고 급하게 해야하는 일 3가지는 무엇인가요?

5. 희망, 즐거움, 기분 좋았던 일, 긍정의 말을 적어보세요.

삶은 우연에서 새로운 필연을 만들어내는 과정이다.
인생의 불행에서 행복으로 역전시키는데 삶의 묘미가 있다.

26일째

날짜:

시간:

1. 크게 웃었나요?

2. 남탓, 변명, 부정적인 생각이나 언행을 하진 않았나요?

3. 오늘 행한 올바른 습관 3가지는 무엇인가요?

4. 꼭 해야하고 급하게 해야하는 일 3가지는 무엇인가요?

5. 희망, 즐거움, 기분 좋았던 일, 긍정의 말을 적어보세요.

사랑은 어떤 환경에서도 다른 사람을 행복하게 해주겠다는 의지다.

27일째

날짜:

시간:

1. 크게 웃었나요?

2. 남탓, 변명, 부정적인 생각이나 언행을 하진 않았나요?

3. 오늘 행한 올바른 습관 3가지는 무엇인가요?

4. 꼭 해야하고 급하게 해야하는 일 3가지는 무엇인가요?

5. 희망, 즐거움, 기분 좋았던 일, 긍정의 말을 적어보세요.

사람의 심령은 그의 병을 이기려니와 심령이 상하면 그것을 누가 일으키겠느냐.

28일째

날짜:

시간:

1. 크게 웃었나요?

2. 남탓, 변명, 부정적인 생각이나 언행을 하진 않았나요?

3. 오늘 행한 올바른 습관 3가지는 무엇인가요?

4. 꼭 해야하고 급하게 해야하는 일 3가지는 무엇인가요?

5. 희망, 즐거움, 기분 좋았던 일, 긍정의 말을 적어보세요.

덕이란 무엇인가? 가능한 다투지 않고 적극적으로 남에게 도움이 되는 행동을 하는 것이며, 받은 은혜는 반드시 다른 사람에게 갚아야 한다.

29일째

날짜:

시간:

1. 크게 웃었나요?

2. 남탓, 변명, 부정적인 생각이나 언행을 하진 않았나요?

3. 오늘 행한 올바른 습관 3가지는 무엇인가요?

4. 꼭 해야하고 급하게 해야하는 일 3가지는 무엇인가요?

5. 희망, 즐거움, 기분 좋았던 일, 긍정의 말을 적어보세요.

운이 방향을 틀려면 타인의 행복을 생각하는 사람을 가까이 해야한다.

30일째

날짜:

시간:

1. 크게 웃었나요?

2. 남탓, 변명, 부정적인 생각이나 언행을 하진 않았나요?

3. 오늘 행한 올바른 습관 3가지는 무엇인가요?

4. 꼭 해야하고 급하게 해야하는 일 3가지는 무엇인가요?

5. 희망, 즐거움, 기분 좋았던 일, 긍정의 말을 적어보세요.

운은 인연에서 옵니다.

31일째

날짜:

시간:

1. 크게 웃었나요?

2. 남탓, 변명, 부정적인 생각이나 언행을 하진 않았나요?

3. 오늘 행한 올바른 습관 3가지는 무엇인가요?

4. 꼭 해야하고 급하게 해야하는 일 3가지는 무엇인가요?

5. 희망, 즐거움, 기분 좋았던 일, 긍정의 말을 적어보세요.

뭔가 부족한 듯한 느낌을 항상 즐겨라.

심장은 머리, 혀, 팔꿈치 손목 손가락과 연결되어 있으며
폐는 등, 가슴, 기관지, 코와 연결되어있다.
위는 열굴, 입, 배와 관계가 있고
간은 허벅지, 옆구리, 사타구니, 겨드랑이, 어깨 ,갑상선, 눈,
턱, 유방, 자궁, 발목, 고관절과 관계가 있으며,
신장은 무릎, 허리, 고관절, 발목, 고관절, 발가락과 관계가
있다.

비장은 입술, 눈썹과 관계가 있으며
대장은 엉덩이, 항문과 관계가 있다.
발에서 냄새나는 것은 신장열 때문이며
입 냄새의 원인은 위열 때문이다.
사타구니, 겨드랑이, 음부 가려움증의 원인은 간열 때문이며
코에서 냄새를 못 맡는 것은 폐열 때문이다.
간의 통증은 대장을 통하게 하여야 한다
간의 기혈이 뭉치면 근육과 신경이 뭉친다
편두통일 때는 중풍을 조심하여야 한다.

화를 잘 내는 사람은 간열이 있는 사람이고
간열이 있으면 심장열이 생기고
심장열이 있으면 우울증이오며
등이 뜨거운 것은 폐열이고
잇몸이 고장 난 것은 위열이다.

백태등 구내염이 있으면 심장열 때문이다.
혀를 보면 심장이 보인다.
눈을 보면 간이 보인다.
코를 보면 폐가 보인다.
입술을 보면 비장이 보인다.
잇몸을 보면 위가 보인다.
귀를 보면 신장이 보인다.
어른들이 스트레스를 받으면 풍으로 오고
아이들이 스트레스를 받으면 틱으로 온다.

32일째

날짜:

시간:

1. 크게 웃었나요?

2. 남탓, 변명, 부정적인 생각이나 언행을 하진 않았나요?

3. 오늘 행한 올바른 습관 3가지는 무엇인가요?

4. 꼭 해야하고 급하게 해야하는 일 3가지는 무엇인가요?

5. 희망, 즐거움, 기분 좋았던 일, 긍정의 말을 적어보세요.

형통한 날에는 기뻐하고 곤고한 날에는 뒤돌아보며 생각하라.

33일째

날짜:

시간:

1. 크게 웃었나요?

2. 남탓, 변명, 부정적인 생각이나 언행을 하진 않았나요?

3. 오늘 행한 올바른 습관 3가지는 무엇인가요?

4. 꼭 해야하고 급하게 해야하는 일 3가지는 무엇인가요?

5. 희망, 즐거움, 기분 좋았던 일, 긍정의 말을 적어보세요.

인체의 세포가 변질되어 있을 때 스트레스를 받으면 그것은 견뎌내지 못한다.
그러므로 변질된 세포를 정상으로 되돌려 주면 병은 자연치유 된다.

나의 철학 _33일째

모든 것의 출발은 나 자신이다. 상대와 조화를 이루어 밝은 미래를 만들어갈 나의 철학을 1일째, 33일째, 66일째, 100일째 되는 날에 기록한다.

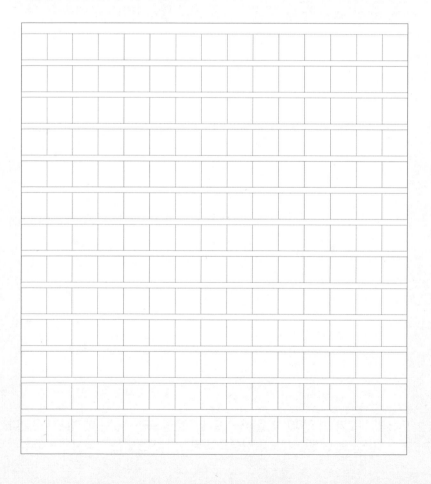

34일째

날짜:

시간:

1. 크게 웃었나요?

2. 남탓, 변명, 부정적인 생각이나 언행을 하진 않았나요?

3. 오늘 행한 올바른 습관 3가지는 무엇인가요?

4. 꼭 해야하고 급하게 해야하는 일 3가지는 무엇인가요?

5. 희망, 즐거움, 기분 좋았던 일, 긍정의 말을 적어보세요.

고통은 신이 준 선물이다. 자기에게 고통이 있다면 그 고통만큼의 기쁨의 완성이 예비 되어 있다는 사실을 알아야 한다.

35일째

날짜:

시간:

1. 크게 웃었나요?

2. 남탓, 변명, 부정적인 생각이나 언행을 하진 않았나요?

3. 오늘 행한 올바른 습관 3가지는 무엇인가요?

4. 꼭 해야하고 급하게 해야하는 일 3가지는 무엇인가요?

5. 희망, 즐거움, 기분 좋았던 일, 긍정의 말을 적어보세요.

밥 따로 국 따로 먹어 보자
건강이 자기도 모르게 좋아진다.
그 이유는 무엇일까?

36일째

날짜:

시간:

1. 크게 웃었나요?

2. 남탓, 변명, 부정적인 생각이나 언행을 하진 않았나요?

3. 오늘 행한 올바른 습관 3가지는 무엇인가요?

4. 꼭 해야하고 급하게 해야하는 일 3가지는 무엇인가요?

5. 희망, 즐거움, 기분 좋았던 일, 긍정의 말을 적어보세요.

아무리 과학과 의학이 발전한다 할지라도 인간을 만들어 낼 수는 없다.
그건 신의 영역이고 인간은 영혼이 있기 때문이다.
인간은 육체, 정신, 영혼으로 이루어져 있다.

37일째

날짜:

시간:

1. 크게 웃었나요?

2. 남탓, 변명, 부정적인 생각이나 언행을 하진 않았나요?

3. 오늘 행한 올바른 습관 3가지는 무엇인가요?

4. 꼭 해야하고 급하게 해야하는 일 3가지는 무엇인가요?

5. 희망, 즐거움, 기분 좋았던 일, 긍정의 말을 적어보세요.

병에 걸려 죽음을 앞둔 양계장 닭을 야산에 풀어놓으면 자연의 햇빛을 받으면서 마음껏 뛰어다니며 닭의 원래 먹이인 풀, 약초, 메뚜기 등을 먹으면 2-3개월 내에 회복되는 것을 볼 때 인간도 식습관과 생활환경을 바꾸면 비정상적인 세포가 정상적인 세포로 바뀌어 난치병이 자연치유 된다.

38일째

날짜:

시간:

1. 크게 웃었나요?

2. 남탓, 변명, 부정적인 생각이나 언행을 하진 않았나요?

3. 오늘 행한 올바른 습관 3가지는 무엇인가요?

4. 꼭 해야하고 급하게 해야하는 일 3가지는 무엇인가요?

5. 희망, 즐거움, 기분 좋았던 일, 긍정의 말을 적어보세요.

지구상에 존재하는 모든 것들에는 각자 쓰임새가 있다.

비만의 원인

1. 물만 먹어도 살이 찐다라고 하소연하는 사람들이 있는데 사실은 물이 살이 되는 것이 아니라 먹는 것이 배설되지 않고 부어서 살이 된 것을 뜻한다. 부종의 이유는 신장이 노폐물을 빼주는 하수구 역할을 못하기 때문이다.신장의 사구체에서 삼투압 작용에 의해 재흡수를 하게 되는데 사구체에 문제가 생기면 수분이 혈액으로 재흡수 되지 못하고 근육으로 빠져나가 부종의 원인이 된다. 그래서 음식을 많이 먹지 않은데 물만 먹어도 살이 찐다라고 한다.

2. 소비하는 열량보다 많이 먹기 때문이다

많이 먹는 이유는 식욕억제 호르몬인 렙틴분비가 줄면 아무리 많이 먹어도 포만감을 느낄 수 없다. 살이 찐 사람은 체지방 세포를 유지하기 위해 더 먹게 된다. 음식이 적게 들어오면 체지방 세포가 대뇌에 더 먹으라는 강력한 신호를 보냄으로 대개 다이어트에 실패하고 요요현상이 반복된다. 또, 살이 찐 사람은 인슐린에 대한 민감도가 떨어지기 때문에 더 많은 인슐린을 생산하게 되고 인슐린은 또 체지방세포를 만든다. 그리고 이 체지방 세포들은 지방을 태우기 위해 대뇌에 더 먹으라는 신호를 보내 많이 먹게 되므로 악순환이 반복된다.

39일째

날짜:

시간:

1. 크게 웃었나요?

2. 남탓, 변명, 부정적인 생각이나 언행을 하진 않았나요?

3. 오늘 행한 올바른 습관 3가지는 무엇인가요?

4. 꼭 해야하고 급하게 해야하는 일 3가지는 무엇인가요?

5. 희망, 즐거움, 기분 좋았던 일, 긍정의 말을 적어보세요.

건강을 잃으면 많은 시간도 지겨울 뿐이다.
건강을 회복하려면 제일 우선순위는 무엇을 해야 할까?

40일째

날짜:

시간:

1. 크게 웃었나요?

2. 남탓, 변명, 부정적인 생각이나 언행을 하진 않았나요?

3. 오늘 행한 올바른 습관 3가지는 무엇인가요?

4. 꼭 해야하고 급하게 해야하는 일 3가지는 무엇인가요?

5. 희망, 즐거움, 기분 좋았던 일, 긍정의 말을 적어보세요.

척추를 인체의 기둥이라고 하며 척추 사이마다 디스크가 있어서
신체를 전후좌우로 젖히고 굽히는 등 자유자재로 움직일 수 있다.

41일째

날짜:

시간:

1. 크게 웃었나요?

2. 남탓, 변명, 부정적인 생각이나 언행을 하진 않았나요?

3. 오늘 행한 올바른 습관 3가지는 무엇인가요?

4. 꼭 해야하고 급하게 해야하는 일 3가지는 무엇인가요?

5. 희망, 즐거움, 기분 좋았던 일, 긍정의 말을 적어보세요.

경제 선진국 중에서 염분 섭취량이 가장 많은 일본은 세계 최고 장수국가이다. 건강을 위해서 싱겁게 먹으라고 하는데 과연 그것이 진실일까요?

42일째

1. 크게 웃었나요?

2. 남탓, 변명, 부정적인 생각이나 언행을 하진 않았나요?

3. 오늘 행한 올바른 습관 3가지는 무엇인가요?

4. 꼭 해야하고 급하게 해야하는 일 3가지는 무엇인가요?

5. 희망, 즐거움, 기분 좋았던 일, 긍정의 말을 적어보세요.

화병이란 존재하는 것일까요?
존재한다면 어떤 증상을 말하나요?
또 그것이 몸에 어떠한 영향을 끼치나요?

43일째

날짜:

시간:

1. 크게 웃었나요?

2. 남탓, 변명, 부정적인 생각이나 언행을 하진 않았나요?

3. 오늘 행한 올바른 습관 3가지는 무엇인가요?

4. 꼭 해야하고 급하게 해야하는 일 3가지는 무엇인가요?

5. 희망, 즐거움, 기분 좋았던 일, 긍정의 말을 적어보세요.

노화도 아닌데 눈충혈과 안구건조증은 왜 오는 걸까요?

44일째

날짜:

시간:

1. 크게 웃었나요?

2. 남탓, 변명, 부정적인 생각이나 언행을 하진 않았나요?

3. 오늘 행한 올바른 습관 3가지는 무엇인가요?

4. 꼭 해야하고 급하게 해야하는 일 3가지는 무엇인가요?

5. 희망, 즐거움, 기분 좋았던 일, 긍정의 말을 적어보세요.

어른들이 자꾸 담 결린다고 하는데 담이란 정확히 무엇을 말하나요?

45일째

날짜:

시간:

1. 크게 웃었나요?

2. 남탓, 변명, 부정적인 생각이나 언행을 하진 않았나요?

3. 오늘 행한 올바른 습관 3가지는 무엇인가요?

4. 꼭 해야하고 급하게 해야하는 일 3가지는 무엇인가요?

5. 희망, 즐거움, 기분 좋았던 일, 긍정의 말을 적어보세요.

갱년기 장애에 호르몬제를 복용해야 할까요?

46일째

1. 크게 웃었나요?

2. 남탓, 변명, 부정적인 생각이나 언행을 하진 않았나요?

3. 오늘 행한 올바른 습관 3가지는 무엇인가요?

4. 꼭 해야하고 급하게 해야하는 일 3가지는 무엇인가요?

5. 희망, 즐거움, 기분 좋았던 일, 긍정의 말을 적어보세요.

요충약을 먹어도 항문이 가려운 이유는 무엇일까요?

비만 치유 방법

1. 신장의 기능을 회복 한다
2. 식욕억제호르몬인 렙틴 분비량을 높여야한다

렙틴 분비량을 높이는 방법

음식물을 천천히 씹어 먹는다. 렙틴 호르몬이 20분 후부터 분
비되기 때문이다.
아침을 먹되 섬유질이 많은 식품을 복용한다.
단백질을 많이 섭취 한다.
혈당지수기 높은 흰빵, 탄산음료등을 피한다.
최고의 렙틴 촉진제는 걷고 떠 걷는 것이다.
재미있고 흥미 있는 운동을 정기적으로 한다.

47일째

날짜:

시간:

1. 크게 웃었나요?

2. 남탓, 변명, 부정적인 생각이나 언행을 하진 않았나요?

3. 오늘 행한 올바른 습관 3가지는 무엇인가요?

4. 꼭 해야하고 급하게 해야하는 일 3가지는 무엇인가요?

5. 희망, 즐거움, 기분 좋았던 일, 긍정의 말을 적어보세요.

당뇨의 합병증은 몇 가지나 될까요?

48일째

날짜:

시간:

1. 크게 웃었나요?

2. 남탓, 변명, 부정적인 생각이나 언행을 하진 않았나요?

3. 오늘 행한 올바른 습관 3가지는 무엇인가요?

4. 꼭 해야하고 급하게 해야하는 일 3가지는 무엇인가요?

5. 희망, 즐거움, 기분 좋았던 일, 긍정의 말을 적어보세요.

모든 불행은 스스로 만족함을 모르는 데서 비롯된다.

49일째

날짜:

시간:

1. 크게 웃었나요?

2. 남탓, 변명, 부정적인 생각이나 언행을 하진 않았나요?

3. 오늘 행한 올바른 습관 3가지는 무엇인가요?

4. 꼭 해야하고 급하게 해야하는 일 3가지는 무엇인가요?

5. 희망, 즐거움, 기분 좋았던 일, 긍정의 말을 적어보세요.

변비는 장에 영향을 준다고 생각하지만, 장기 중 특히 간 건강이 안좋아진다. 변비로 인한 독소는 혈관을 타고 간으로 들어가고 간은 이 독소를 해독하여야 하기 때문이다. 따라서 간을 좋게 하려면 무엇보다 변비를 없애고 장을 깨끗이 하여야 한다. 수용성 섬유질이 많은 채소와 과일을 정기적으로 섭취하여야 한다. 아침 공복에 사과 한알을 규칙적으로 먹으면 간은 어떤 변화를 갖게 될까?

50일째

날짜:

시간:

1. 크게 웃었나요?

2. 남탓, 변명, 부정적인 생각이나 언행을 하진 않았나요?

3. 오늘 행한 올바른 습관 3가지는 무엇인가요?

4. 꼭 해야하고 급하게 해야하는 일 3가지는 무엇인가요?

5. 희망, 즐거움, 기분 좋았던 일, 긍정의 말을 적어보세요.

돈을 좇지 말고 사람을 좇으라.

51일째

날짜:

시간:

1. 크게 웃었나요?

2. 남탓, 변명, 부정적인 생각이나 언행을 하진 않았나요?

3. 오늘 행한 올바른 습관 3가지는 무엇인가요?

4. 꼭 해야하고 급하게 해야하는 일 3가지는 무엇인가요?

5. 희망, 즐거움, 기분 좋았던 일, 긍정의 말을 적어보세요.

전무후무한 거부란, 욕망의 유한함을 깨닫고 그 욕망의 절제를 통해
스스로 만족하는 자족이야 말로 하늘아래 최고의 거부다.

52일째

날짜:

시간:

1. 크게 웃었나요?

2. 남탓, 변명, 부정적인 생각이나 언행을 하진 않았나요?

3. 오늘 행한 올바른 습관 3가지는 무엇인가요?

4. 꼭 해야하고 급하게 해야하는 일 3가지는 무엇인가요?

5. 희망, 즐거움, 기분 좋았던 일, 긍정의 말을 적어보세요.

욕망을 상징하는 큰집과 쾌락을 상징하는 주색이야말로 화의 근원이다.

53일째

날짜:

시간:

1. 크게 웃었나요?

2. 남탓, 변명, 부정적인 생각이나 언행을 하진 않았나요?

3. 오늘 행한 올바른 습관 3가지는 무엇인가요?

4. 꼭 해야하고 급하게 해야하는 일 3가지는 무엇인가요?

5. 희망, 즐거움, 기분 좋았던 일, 긍정의 말을 적어보세요.

건강한 100세를 맞이하려면 면역력을 강하게 해야 된다고 하는데요.
면역력이란 무엇이라 생각 합니까?

54일째

날짜:

시간:

1. 크게 웃었나요?

2. 남탓, 변명, 부정적인 생각이나 언행을 하진 않았나요?

3. 오늘 행한 올바른 습관 3가지는 무엇인가요?

4. 꼭 해야하고 급하게 해야하는 일 3가지는 무엇인가요?

5. 희망, 즐거움, 기분 좋았던 일, 긍정의 말을 적어보세요.

핑크리본운동이란? 미국의 한 여성잡지사와 화장품회사가 유방암에 대한 경각심을 높여 "여성들의 유방암으로 인한 고통과 희생을 줄여보자"는 목적으로 시작한 계몽운동이다. 그러나 이 거창한 운동을 비웃기라도 하듯 유방암 발병률은 급증하고 있다. 그 이유는 무엇일까?

노화

살아가면서 누구도 피해갈 수 없는 것이 하나 있는데 그건 바로 노화라고 할 수 있다.

노화는 많은 이들에게 자신감 상실을 안겨주어 젊음을 갈망하는 사람들에게 용납할 수 없는 세월의 흔적이기도 하다. 노화는 멈출 수 없고 세월의 흐름에 비례하여 진행되는데 주변 상황에 따라 좌우되기도 한다

노화란 사람의 겉모양만 노화되는 것이 아니라 오장육부도 노화된다.이는 자동차가 세월이 갈수록 엔진과 부속이 고장 난 거와 같다. 차가 노후 되면 부속을 갈아 다시 쓸 수 있지만 사람의 오장육부가 고장 나면 다시 갈아 끼울 수가 없기 때문에 오장육부가 고장 나지 않도록 미리미리 바르게 관리 하여야 한다.

55일째

날짜:

시간:

1. 크게 웃었나요?

2. 남탓, 변명, 부정적인 생각이나 언행을 하진 않았나요?

3. 오늘 행한 올바른 습관 3가지는 무엇인가요?

4. 꼭 해야하고 급하게 해야하는 일 3가지는 무엇인가요?

5. 희망, 즐거움, 기분 좋았던 일, 긍정의 말을 적어보세요.

스테로이드의 부작용은 알고 있나요?

56일째

날짜:

시간:

1. 크게 웃었나요?

2. 남탓, 변명, 부정적인 생각이나 언행을 하진 않았나요?

3. 오늘 행한 올바른 습관 3가지는 무엇인가요?

4. 꼭 해야하고 급하게 해야하는 일 3가지는 무엇인가요?

5. 희망, 즐거움, 기분 좋았던 일, 긍정의 말을 적어보세요.

손 ,발의 다한증의 원인은 무엇일까요?
땀나는 부위의 신경을 차단하면 다른데서 땀이 난다고 하는데 왜 그럴까요?

57일째

날짜:

시간:

1. 크게 웃었나요?

2. 남탓, 변명, 부정적인 생각이나 언행을 하진 않았나요?

3. 오늘 행한 올바른 습관 3가지는 무엇인가요?

4. 꼭 해야하고 급하게 해야하는 일 3가지는 무엇인가요?

5. 희망, 즐거움, 기분 좋았던 일, 긍정의 말을 적어보세요.

바이러스 간염은 접촉으로 옮기는 병이라고 생각하시나요?

58일째

날짜:

시간:

1. 크게 웃었나요?

2. 남탓, 변명, 부정적인 생각이나 언행을 하진 않았나요?

3. 오늘 행한 올바른 습관 3가지는 무엇인가요?

4. 꼭 해야하고 급하게 해야하는 일 3가지는 무엇인가요?

5. 희망, 즐거움, 기분 좋았던 일, 긍정의 말을 적어보세요.

봄은 간의 계절입니다.
그러므로 간이 약한 사람은 봄 나기가 어렵습니다 왜 그럴까요 ?

59일째

날짜:

시간:

1. 크게 웃었나요?

2. 남탓, 변명, 부정적인 생각이나 언행을 하진 않았나요?

3. 오늘 행한 올바른 습관 3가지는 무엇인가요?

4. 꼭 해야하고 급하게 해야하는 일 3가지는 무엇인가요?

5. 희망, 즐거움, 기분 좋았던 일, 긍정의 말을 적어보세요.

서구의학과 동양의학의 차이점은 무엇일까요?

60일째

날짜:

시간:

1. 크게 웃었나요?

2. 남탓, 변명, 부정적인 생각이나 언행을 하진 않았나요?

3. 오늘 행한 올바른 습관 3가지는 무엇인가요?

4. 꼭 해야하고 급하게 해야하는 일 3가지는 무엇인가요?

5. 희망, 즐거움, 기분 좋았던 일, 긍정의 말을 적어보세요.

잘 때는 모든 피가 간으로 가서 저장 된다. 그래서 잘 때 근육이 만들어지며 낮에는 피가 에너지화 된다. 혹한에 등산가서 자게 되면 동사하는 이유가 잘 때 간으로 피가 들어가 저장 되어 피가 느리게 돌기 때문이다.

61일째

날짜:

시간:

1. 크게 웃었나요?

2. 남탓, 변명, 부정적인 생각이나 언행을 하진 않았나요?

3. 오늘 행한 올바른 습관 3가지는 무엇인가요?

4. 꼭 해야하고 급하게 해야하는 일 3가지는 무엇인가요?

5. 희망, 즐거움, 기분 좋았던 일, 긍정의 말을 적어보세요.

건강은 내생각대로 좌지우지할 수 있다고 생각 하시나요?
할 수 있다면 무슨 방법이 있을까요?

62일째

날짜:

시간:

1. 크게 웃었나요?

2. 남탓, 변명, 부정적인 생각이나 언행을 하진 않았나요?

3. 오늘 행한 올바른 습관 3가지는 무엇인가요?

4. 꼭 해야하고 급하게 해야하는 일 3가지는 무엇인가요?

5. 희망, 즐거움, 기분 좋았던 일, 긍정의 말을 적어보세요.

나의 건강이 나빠진 원인이 무엇이라고 생각하십니까?
유전적인 문제 / 생활습관 / 운동부족 / 약물중독 / 스트레스 / 정신적인 문제
유전적인 문제라면 체질이 유전되었나요? 병이 유전되었나요?
몇 살부터 유전이라고 생각하였으며 어떠한 증상이 나타났나요?

건강하게 오래 살려면
잘 먹고, 잘 싸며, 잘 자고, 운동을 해야한다.

예컨대 집에 사람이 살지 않으면 집이 금새 생기를 잃고
폐가로 변하듯이 인간도 치매 우울증등의 이유로 심신과 뇌의
활동이 저하되면 심신이 순식간에 쇠약해져 제 기능을 하지
못하는 "불사용위축" 상태가 된다.

뇌신경세포도 계속 생각하고 무언가를 느끼면서 살면 100세
가 되어도 활발하게 활동할 수 있다. 근육도 사용하지 않으면
즉시 약해지고 근육 량도 줄어든다. 근육을 전혀 사용하지 않
으면 근육은 하루 3 퍼센트 이상씩 저하되어 한 달 정도만 누
워 지내도 대부분 제 힘으로 걸을 수조차 없게 된다.
즉, 불사용 위축상태가 되면 그 영향은 뼈, 관절, 뇌, 심장, 폐
등 온몸에 영향을 미친다.

63일째

날짜:

시간:

1. 크게 웃었나요?

2. 남탓, 변명, 부정적인 생각이나 언행을 하진 않았나요?

3. 오늘 행한 올바른 습관 3가지는 무엇인가요?

4. 꼭 해야하고 급하게 해야하는 일 3가지는 무엇인가요?

5. 희망, 즐거움, 기분 좋았던 일, 긍정의 말을 적어보세요.

보통 관절염이라고 하면 골병들게 노동을 하거나 운동을 하여 생긴 것으로
아는데 그러지 않은 젊은 사람도 관절염으로 고생하는 이유는 무엇일까요?

64일째

날짜:

시간:

1. 크게 웃었나요?

2. 남탓, 변명, 부정적인 생각이나 언행을 하진 않았나요?

3. 오늘 행한 올바른 습관 3가지는 무엇인가요?

4. 꼭 해야하고 급하게 해야하는 일 3가지는 무엇인가요?

5. 희망, 즐거움, 기분 좋았던 일, 긍정의 말을 적어보세요.

비가 오려고 하면 왜 몸이 무겁고 아픈 사람들이 비가올 때 더욱 많을까요?

65일째

날짜:

시간:

1. 크게 웃었나요?

2. 남탓, 변명, 부정적인 생각이나 언행을 하진 않았나요?

3. 오늘 행한 올바른 습관 3가지는 무엇인가요?

4. 꼭 해야하고 급하게 해야하는 일 3가지는 무엇인가요?

5. 희망, 즐거움, 기분 좋았던 일, 긍정의 말을 적어보세요.

건강에 대해 생각을 바꾸어 보십시오.
그러면 당신의 생각은 먼저 행동으로,
다음은 환경이 되어 상황이 바꾸어 집니다.

66일째

날짜:

시간:

1. 크게 웃었나요?

2. 남탓, 변명, 부정적인 생각이나 언행을 하진 않았나요?

3. 오늘 행한 올바른 습관 3가지는 무엇인가요?

4. 꼭 해야하고 급하게 해야하는 일 3가지는 무엇인가요?

5. 희망, 즐거움, 기분 좋았던 일, 긍정의 말을 적어보세요.

음허화동 때문에 봄에 사망률이 높습니다.
음허화동(陰虛和同)이란 어떤 증상을 뜻하며 병은 무엇일까요?

나의 철학   _66일째

모든 것의 출발은 나 자신이다. 상대와 조화를 이루어 밝은 미래를 만들어갈 나의 철학을 1일째, 33일째, 66일째, 100일째 되는 날에 기록한다.

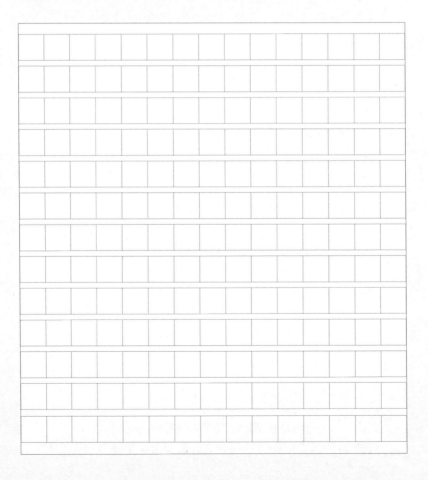

67일째

날짜:

시간:

1. 크게 웃었나요?

2. 남탓, 변명, 부정적인 생각이나 언행을 하진 않았나요?

3. 오늘 행한 올바른 습관 3가지는 무엇인가요?

4. 꼭 해야하고 급하게 해야하는 일 3가지는 무엇인가요?

5. 희망, 즐거움, 기분 좋았던 일, 긍정의 말을 적어보세요.

우리 몸에 피를 부족하게 하는 요인은 무엇일까요?

68일째

날짜:

시간:

1. 크게 웃었나요?

2. 남탓, 변명, 부정적인 생각이나 언행을 하진 않았나요?

3. 오늘 행한 올바른 습관 3가지는 무엇인가요?

4. 꼭 해야하고 급하게 해야하는 일 3가지는 무엇인가요?

5. 희망, 즐거움, 기분 좋았던 일, 긍정의 말을 적어보세요.

혈압약을 오래 먹으면 음허화동이 오고 기침을 하게 되는 이유는 무엇일까요?

69일째

날짜:

시간:

1. 크게 웃었나요?

2. 남탓, 변명, 부정적인 생각이나 언행을 하진 않았나요?

3. 오늘 행한 올바른 습관 3가지는 무엇인가요?

4. 꼭 해야하고 급하게 해야하는 일 3가지는 무엇인가요?

5. 희망, 즐거움, 기분 좋았던 일, 긍정의 말을 적어보세요.

알레르기란 무엇을 말하나요?

걸으면 장수가 보인다.

우리가 걸을 때 발바닥이나 하반신의 신경자극이 대뇌 신피질의 각각 영역에 전달되어 뇌간을 자극 한다. 하여 보행 중에는 뇌 전체 혈액순환도 좋아 진다.

따라서 걸을 수 없게 되면 뇌가 제대로 활동하지 못해 의욕이 저하되고 희로애락을 느끼지 못하게 되면 불사용위축으로 인하여 단숨에 병이 악화된다. 손발을 많이 움직여야 노화를 방지하고 건강하게 살 수 있다.

70일째

날짜:

시간:

1. 크게 웃었나요?

2. 남탓, 변명, 부정적인 생각이나 언행을 하진 않았나요?

3. 오늘 행한 올바른 습관 3가지는 무엇인가요?

4. 꼭 해야하고 급하게 해야하는 일 3가지는 무엇인가요?

5. 희망, 즐거움, 기분 좋았던 일, 긍정의 말을 적어보세요.

사마귀는 왜 생길까요?

71일째

날짜:

시간:

1. 크게 웃었나요?

2. 남탓, 변명, 부정적인 생각이나 언행을 하진 않았나요?

3. 오늘 행한 올바른 습관 3가지는 무엇인가요?

4. 꼭 해야하고 급하게 해야하는 일 3가지는 무엇인가요?

5. 희망, 즐거움, 기분 좋았던 일, 긍정의 말을 적어보세요.

사람은 피가 냉각수와 휘발유 역할을 하는데
사람이 나이를 먹어 가면 피가 적어 진다.
그래서 나이 먹을수록 잘 먹어 살이 빠지지 않도록 한다.

72일째

날짜:

시간:

1. 크게 웃었나요?

2. 남탓, 변명, 부정적인 생각이나 언행을 하진 않았나요?

3. 오늘 행한 올바른 습관 3가지는 무엇인가요?

4. 꼭 해야하고 급하게 해야하는 일 3가지는 무엇인가요?

5. 희망, 즐거움, 기분 좋았던 일, 긍정의 말을 적어보세요.

왜 태교가 중요한 것일까요? 임신 중 엄마의 피를 그대로 닮고 나오기 때문입니다. 그래서 피는 못 속인다고 하는 걸까요? 그렇다면 피가 생성되는 장부를 고쳐 좋은 피가 생성된 상태에 임신하면 태교가 되는 것이겠지요.

73일째

날짜:

시간:

1. 크게 웃었나요?

2. 남탓, 변명, 부정적인 생각이나 언행을 하진 않았나요?

3. 오늘 행한 올바른 습관 3가지는 무엇인가요?

4. 꼭 해야하고 급하게 해야하는 일 3가지는 무엇인가요?

5. 희망, 즐거움, 기분 좋았던 일, 긍정의 말을 적어보세요.

족욕과 반신욕을 하면 어디가 좋을까요?

74일째

날짜:

시간:

1. 크게 웃었나요?

2. 남탓, 변명, 부정적인 생각이나 언행을 하진 않았나요?

3. 오늘 행한 올바른 습관 3가지는 무엇인가요?

4. 꼭 해야하고 급하게 해야하는 일 3가지는 무엇인가요?

5. 희망, 즐거움, 기분 좋았던 일, 긍정의 말을 적어보세요.

혈열(血熱)이란 무엇이며 왜 생기는 것일까요?

75일째

1. 크게 웃었나요?

2. 남탓, 변명, 부정적인 생각이나 언행을 하진 않았나요?

3. 오늘 행한 올바른 습관 3가지는 무엇인가요?

4. 꼭 해야하고 급하게 해야하는 일 3가지는 무엇인가요?

5. 희망, 즐거움, 기분 좋았던 일, 긍정의 말을 적어보세요.

손발에 사마귀가 심하게 나는 것이 바이러스 때문이라고요?

76일째

날짜:

시간:

1. 크게 웃었나요?

2. 남탓, 변명, 부정적인 생각이나 언행을 하진 않았나요?

3. 오늘 행한 올바른 습관 3가지는 무엇인가요?

4. 꼭 해야하고 급하게 해야하는 일 3가지는 무엇인가요?

5. 희망, 즐거움, 기분 좋았던 일, 긍정의 말을 적어보세요.

權不十年 花無十日紅 健爲百年
권력은 10년 가고, 꽃은 길어야 열흘이며, 건강하면 백년 간다.

77일째

날짜:

시간:

1. 크게 웃었나요?

2. 남탓, 변명, 부정적인 생각이나 언행을 하진 않았나요?

3. 오늘 행한 올바른 습관 3가지는 무엇인가요?

4. 꼭 해야하고 급하게 해야하는 일 3가지는 무엇인가요?

5. 희망, 즐거움, 기분 좋았던 일, 긍정의 말을 적어보세요.

알러지비염이 꽃가루나 동물 털, 먼지, 곰팡이 때문이라고요?
그렇다면 알레르기 비염은 왜 봄, 가을 환절기 때 그리고 아침에 더 심할까요?
그것도 면역과 관계가 있을까요?

암의 7가지 위험신호

1.대변 및 소변에 이상이 있다
2.피부의 부스럼이나 헌 자리가 잘 낫지 않는다
3.비정상적인 출혈이나 분비물이 있다
4.유방이나 다른 부위에 멍울이 만져진다
5.소화불량이 있거나 음식을 심키기가 불편하다
6.사마귀나 반점이 급히 커지거나 자란다
7. 3주이상 기침이 계속 나거나 목소리가 쉰다

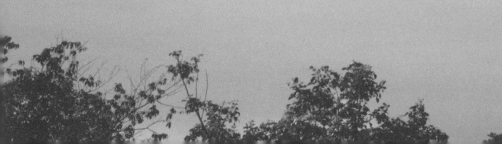

78일째

날짜:

시간:

1. 크게 웃었나요?

2. 남탓, 변명, 부정적인 생각이나 언행을 하진 않았나요?

3. 오늘 행한 올바른 습관 3가지는 무엇인가요?

4. 꼭 해야하고 급하게 해야하는 일 3가지는 무엇인가요?

5. 희망, 즐거움, 기분 좋았던 일, 긍정의 말을 적어보세요.

사혈(瀉血)시키는 것이 피를 뽑아내는 것을 뜻한다.
그러나 피는 생명인데 자주 사혈시키는 것이 몸에 좋은 것일까?
痛側不通　不通側痛
기혈이 잘 통하면 안 아프고, 기혈이 통하지 않으면 아프다.

79일째

날짜:

시간:

1. 크게 웃었나요?

2. 남탓, 변명, 부정적인 생각이나 언행을 하진 않았나요?

3. 오늘 행한 올바른 습관 3가지는 무엇인가요?

4. 꼭 해야하고 급하게 해야하는 일 3가지는 무엇인가요?

5. 희망, 즐거움, 기분 좋았던 일, 긍정의 말을 적어보세요.

사주보다 관상이 좋아야하며 관상보다 심성이 좋아야 한다.

80일째

날짜:

시간:

1. 크게 웃었나요?

2. 남탓, 변명, 부정적인 생각이나 언행을 하진 않았나요?

3. 오늘 행한 올바른 습관 3가지는 무엇인가요?

4. 꼭 해야하고 급하게 해야하는 일 3가지는 무엇인가요?

5. 희망, 즐거움, 기분 좋았던 일, 긍정의 말을 적어보세요.

편두통이 오는 이유는 무엇일까요?

81일째

날짜:

시간:

1. 크게 웃었나요?

2. 남탓, 변명, 부정적인 생각이나 언행을 하진 않았나요?

3. 오늘 행한 올바른 습관 3가지는 무엇인가요?

4. 꼭 해야하고 급하게 해야하는 일 3가지는 무엇인가요?

5. 희망, 즐거움, 기분 좋았던 일, 긍정의 말을 적어보세요.

갑자기 하늘이 빙빙돌면서 어지럼증이 오는 이유는 무엇일까요?
달팽이관에 문제가 있으며 일명 이석증이라고도 합니다.

82일째

1. 크게 웃었나요?

2. 남탓, 변명, 부정적인 생각이나 언행을 하진 않았나요?

3. 오늘 행한 올바른 습관 3가지는 무엇인가요?

4. 꼭 해야하고 급하게 해야하는 일 3가지는 무엇인가요?

5. 희망, 즐거움, 기분 좋았던 일, 긍정의 말을 적어보세요.

과민성 대장염의 원인은 무엇일까요?

83일째

날짜:

시간:

1. 크게 웃었나요?

2. 남탓, 변명, 부정적인 생각이나 언행을 하진 않았나요?

3. 오늘 행한 올바른 습관 3가지는 무엇인가요?

4. 꼭 해야하고 급하게 해야하는 일 3가지는 무엇인가요?

5. 희망, 즐거움, 기분 좋았던 일, 긍정의 말을 적어보세요.

왜 코가 막힐까요?

84일째

날짜:

시간:

1. 크게 웃었나요?

2. 남탓, 변명, 부정적인 생각이나 언행을 하진 않았나요?

3. 오늘 행한 올바른 습관 3가지는 무엇인가요?

4. 꼭 해야하고 급하게 해야하는 일 3가지는 무엇인가요?

5. 희망, 즐거움, 기분 좋았던 일, 긍정의 말을 적어보세요.

주사비 즉 딸기코는 왜 생기는 것일까요?

85일째

날짜:

시간:

1. 크게 웃었나요?

2. 남탓, 변명, 부정적인 생각이나 언행을 하진 않았나요?

3. 오늘 행한 올바른 습관 3가지는 무엇인가요?

4. 꼭 해야하고 급하게 해야하는 일 3가지는 무엇인가요?

5. 희망, 즐거움, 기분 좋았던 일, 긍정의 말을 적어보세요.

입에서 냄새나는 원인은 무엇일까요?

심장의 근육을 늘리는 방법은 운동뿐이다.
나이를 먹고 운동안하면 근육이 줄어드는 것처럼
심장의 근육도 운동을 하지 않으면 소멸 위축된다.
평소 모세혈관을 건강하게 유지하는 벙법으로 하루 5분 운동
을하여 잠자는 모세혈관을 깨워 혈액순환을 돕는
하루 5분 토닥토닥 운동법 .
손바닥을 오목하게 공간을 만든다.
손가락을 이용하여 머리부터 토닥토닥 두드린다.

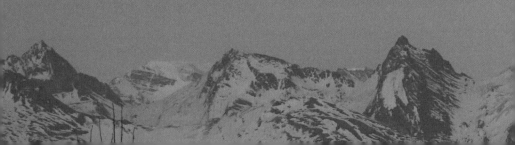

손바닥으로 머리부터 손등까지 두드린다.
팔을 뒤집어 손바닥부터 어깨까지 두드린다.
팔을 들고 겨드랑이를 두드린다.
복부주면-허리주변- 엉덩이 주변 순으로 토닥토닥 두드린다.
다리 바깥쪽을 다라 허벅지-발목쪽으로 두드리며 내려갔다가
다리 안쪽을 따라 발목-허벅지 쪽으로 올라오며 두드린다
복부주변을 두드린다.
마지막으로 양손 끝을 마주대고 손끝을 30회 두드린다.

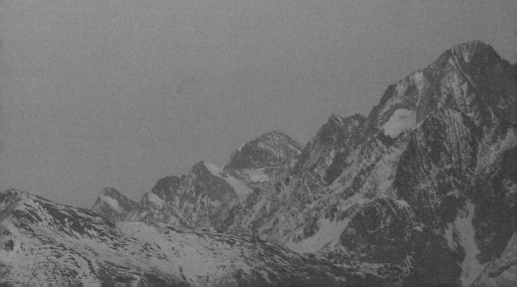

86일째

날짜:

시간:

1. 크게 웃었나요?

2. 남탓, 변명, 부정적인 생각이나 언행을 하진 않았나요?

3. 오늘 행한 올바른 습관 3가지는 무엇인가요?

4. 꼭 해야하고 급하게 해야하는 일 3가지는 무엇인가요?

5. 희망, 즐거움, 기분 좋았던 일, 긍정의 말을 적어보세요.

편도선의 역할은 무엇이나요?
그렇다면 편도선 수술을 꼭 해야 하나요?

87일째

날짜:

시간:

1. 크게 웃었나요?

2. 남탓, 변명, 부정적인 생각이나 언행을 하진 않았나요?

3. 오늘 행한 올바른 습관 3가지는 무엇인가요?

4. 꼭 해야하고 급하게 해야하는 일 3가지는 무엇인가요?

5. 희망, 즐거움, 기분 좋았던 일, 긍정의 말을 적어보세요.

얼굴에 쥐 젖이라는 편평성 사마귀는 왜 생기나요?
레이저로 지진다고 치료가 되나요?

88일째

날짜:

시간:

1. 크게 웃었나요?

2. 남탓, 변명, 부정적인 생각이나 언행을 하진 않았나요?

3. 오늘 행한 올바른 습관 3가지는 무엇인가요?

4. 꼭 해야하고 급하게 해야하는 일 3가지는 무엇인가요?

5. 희망, 즐거움, 기분 좋았던 일, 긍정의 말을 적어보세요.

잇몸이 아픈 이유는 무엇이나요?
양치질을 소홀히 해서 생긴다고 생각 하시나요?

89일째

날짜:

시간:

1. 크게 웃었나요?

2. 남탓, 변명, 부정적인 생각이나 언행을 하진 않았나요?

3. 오늘 행한 올바른 습관 3가지는 무엇인가요?

4. 꼭 해야하고 급하게 해야하는 일 3가지는 무엇인가요?

5. 희망, 즐거움, 기분 좋았던 일, 긍정의 말을 적어보세요.

감기는 바이러스가 옮긴다고 생각하십니까?

90일째

날짜:

시간:

1. 크게 웃었나요?

2. 남탓, 변명, 부정적인 생각이나 언행을 하진 않았나요?

3. 오늘 행한 올바른 습관 3가지는 무엇인가요?

4. 꼭 해야하고 급하게 해야하는 일 3가지는 무엇인가요?

5. 희망, 즐거움, 기분 좋았던 일, 긍정의 말을 적어보세요.

위하수의 증상
소화가 잘 되지 않아 소식하며 살이찌지 않는다.
위에서 꾸룩 꾸룩 물 내려가는 소리가 들린다.
어지럽고 구토가나며 편두통이 심하게 나타나는 때가 있다.

91일째

날짜:

시간:

1. 크게 웃었나요?

2. 남탓, 변명, 부정적인 생각이나 언행을 하진 않았나요?

3. 오늘 행한 올바른 습관 3가지는 무엇인가요?

4. 꼭 해야하고 급하게 해야하는 일 3가지는 무엇인가요?

5. 희망, 즐거움, 기분 좋았던 일, 긍정의 말을 적어보세요.

겨드랑이나 사타구니에서 나오는 땀의 원인은 무엇이며
거기에 생기는 피부병의 원인 또한 무엇 때문일까요 ?

92일째

날짜:

시간:

1. 크게 웃었나요?

2. 남탓, 변명, 부정적인 생각이나 언행을 하진 않았나요?

3. 오늘 행한 올바른 습관 3가지는 무엇인가요?

4. 꼭 해야하고 급하게 해야하는 일 3가지는 무엇인가요?

5. 희망, 즐거움, 기분 좋았던 일, 긍정의 말을 적어보세요.

단식은 해 보았나요?
해 보았다면 며칠이나 해보았으며
단식의 좋은 점은 무엇인가요?

93일째

날짜:

시간:

1. 크게 웃었나요?

2. 남탓, 변명, 부정적인 생각이나 언행을 하진 않았나요?

3. 오늘 행한 올바른 습관 3가지는 무엇인가요?

4. 꼭 해야하고 급하게 해야하는 일 3가지는 무엇인가요?

5. 희망, 즐거움, 기분 좋았던 일, 긍정의 말을 적어보세요.

코피가 나는 원인은 허약해서 나는 것이 아닙니다.
코피 난다고 녹용이나 홍삼을 먹이면 안 되는 이유를 아시나요?

무릎, 허리, 목의 건강을 지키는 생활습관

1.장시간 앉아 있지 않는다. 척추가 가장 많은 압력을 받는 때는 서있을 때가 아닌 오랫동안 앉아 있을 때라고 한다. 때문에 50분 동안 앉아 있었으면 적어도 10분씩은 움직여주는 것이 바람직하다. 장시간 앉아서 일해야 한다면 일과를 마친 후 30분정도 천천히 걷는 게 척추 건강을 지킬 수 있는 비결이다. 온종일 앉아서 일한 후 무리한 조깅이나 근력운동은 오히려 관절, 근육, 뼈에 부담이 될 수 있으니 천천히 평지를 걷는 것으로 체력을 키우고 그 후에 서서히 강도를 높인다.

2. 무거운 물건을 들 때. 허리를 지렛대로 사용하지 말고 다리를 구부려 허벅지 근육으로 일어나는 습관을 들인다.

3.의자에 앉을 때. 의자에 구부정하게 앉으면 척추뼈 사이에 있는 디스크 후방에 압력이 증가한다. 이때 인대와 근육이 과도하게 긴장하면서 요통이 나타난다. 그러므로 가슴을 앞으로 내밀고 허리를 곧게 세우며 허리 받침이나 쿠션을 이용해 척추가 S자 형태를 유지하도록 해야 한다.

4.식사량을 조절해 체중을 줄인다.

5.누워 있을 때. 엎드려 자거나 만세 하듯 양팔을 올리고 자는 자세 혹은 너무높은 베개를 이용하거나 지나치개 허리를 구부리고 자는 자세는 나쁘다. 만약 허리 디스크 때문에 다리 통증이 있다면 옆으로 누울 때 다리사이에 방석이나 베개를 끼워보자.

6.기침이나 재채기를 할 때. 기침이나 재채기가 나오려 할 때는 미리 배에 힘을 주고 몸을 살짝 움츠리면 척추가 받는 압박은 어느정도 낮출 수 있다.

7.컴퓨터나 스마트폰을 적당히 사용한다

8.추워질수록 관절건강을 챙긴다. 기온이 낮아져 쌀쌀한 계절이 되면 혈관과 근육이 경직되어 근육과인대의 유연성이 떨어진다. 이럴 때 무심코 바닥에 쪼그려 앉는 자세를 취하면 무릎 관절의 통증이 악화될 수 있다.

9.꾸준한 운동을 통해 근육과 인대를 강화한다. 운동을 할 때 무리한 중량을 이용한 근력운동보다는 자신의 체중과 체력에 맞는 근력운동이 좋다. 평지에서 한시간 정도 빨리 걷기를 꾸준히 하면 무릎에 무리를 주지 않으면서 목부터 허리가지 이어지는 척추주변 근육울 자연스럽게 강화 한다.

94일째

날짜:

시간:

1. 크게 웃었나요?

2. 남탓, 변명, 부정적인 생각이나 언행을 하진 않았나요?

3. 오늘 행한 올바른 습관 3가지는 무엇인가요?

4. 꼭 해야하고 급하게 해야하는 일 3가지는 무엇인가요?

5. 희망, 즐거움, 기분 좋았던 일, 긍정의 말을 적어보세요.

소 지라가 빈혈에 좋다고 하는데 그 이유는 무엇일까요?

95일째

날짜:

시간:

1. 크게 웃었나요?

2. 남탓, 변명, 부정적인 생각이나 언행을 하진 않았나요?

3. 오늘 행한 올바른 습관 3가지는 무엇인가요?

4. 꼭 해야하고 급하게 해야하는 일 3가지는 무엇인가요?

5. 희망, 즐거움, 기분 좋았던 일, 긍정의 말을 적어보세요.

아이들 고열이 있어 경기 할 때 관장을 하면 좋아지는 원인을 아시나요?

96일째

날짜:

시간:

1. 크게 웃었나요?

2. 남탓, 변명, 부정적인 생각이나 언행을 하진 않았나요?

3. 오늘 행한 올바른 습관 3가지는 무엇인가요?

4. 꼭 해야하고 급하게 해야하는 일 3가지는 무엇인가요?

5. 희망, 즐거움, 기분 좋았던 일, 긍정의 말을 적어보세요.

귀에 이어폰을 끼고 있는 시간이 많으면 귀에 고장이 생깁니다.

97일째

날짜:

시간:

1. 크게 웃었나요?

2. 남탓, 변명, 부정적인 생각이나 언행을 하진 않았나요?

3. 오늘 행한 올바른 습관 3가지는 무엇인가요?

4. 꼭 해야하고 급하게 해야하는 일 3가지는 무엇인가요?

5. 희망, 즐거움, 기분 좋았던 일, 긍정의 말을 적어보세요.

급체 했을 때는 약보다도 손가락을 깊숙이 넣어 토하게 하는 것이 좋습니다.

98일째

1. 크게 웃었나요?

2. 남탓, 변명, 부정적인 생각이나 언행을 하진 않았나요?

3. 오늘 행한 올바른 습관 3가지는 무엇인가요?

4. 꼭 해야하고 급하게 해야하는 일 3가지는 무엇인가요?

5. 희망, 즐거움, 기분 좋았던 일, 긍정의 말을 적어보세요.

식사 전이나 식사 후 바로 물을 먹는 것이 좋을까요?

99일째

날짜:

시간:

1. 크게 웃었나요?

2. 남탓, 변명, 부정적인 생각이나 언행을 하진 않았나요?

3. 오늘 행한 올바른 습관 3가지는 무엇인가요?

4. 꼭 해야하고 급하게 해야하는 일 3가지는 무엇인가요?

5. 희망, 즐거움, 기분 좋았던 일, 긍정의 말을 적어보세요.

물이 깊으면 고기가 그곳에서 생겨나고, 산이 깊으면 짐승이 그곳으로 달려가며 사람이 부유하면 인의가 부차적으로 따라 온다. 무릇 돈을 벌려는 사람은 돈을 쫓아 다닐 것이 아니라 자신의 마음을 물과 산처럼 깊이파고 담으면 고기와 짐승처럼 자연 그 곳에서 부귀 영화가 생겨 난다.

나의 철학 _100일째

모든것의 출발은 나 자신이다. 상대와 조화를 이루어 밝은
미래를 만들어갈 나의 철학을 100일째 되는 날 기록하며
신념으로 바로 세운다. 그리고 내일을 향해 실천해가자.
반드시 꿈은 이루어진다.

100일째

날짜:

시간:

1. 크게 웃었나요?

2. 남탓, 변명, 부정적인 생각이나 언행을 하진 않았나요?

3. 오늘 행한 올바른 습관 3가지는 무엇인가요?

4. 꼭 해야하고 급하게 해야하는 일 3가지는 무엇인가요?

5. 희망, 즐거움, 기분 좋았던 일, 긍정의 말을 적어보세요.

내 재능과 관심을 꽃피울 수 있는 일을 열심히 하여
나는 즐겁고 다른 이들은 행복하게 만들라.

  '디스크 관절염 알면 정복된다' 저자인 박민수 약사에게
좋은 습관을 완성해 가는 데 의문점을 질의 또는 많은 자문
을 받아가세요.

  그리고 구독자들의 '자연으로 날다 Ⅰ'를 기록하면서 우연
이 필연이 되는 기회와(인연과) 스스로를 신뢰하고 자신을
강하게 믿는 백일 동안의 놀라운 변화로 건강, 행복, 보람,
그리고 원하는 대로 살아가는 삶을 찾게 될 것입니다.

  "지금 함께 이뤄보세요"
  홈페이지: www.chiyoosarang.com

디스크 관절염 알면 정복된다
(자연으로 날다 I)

초판 1쇄 발행일 2018년 6월 1일

지은이 박민수
발행인 신하임
편집 신하임
디자인 한지유

발행처 NECH 연구개발센터
출판등록번호 783-69-00188
출판등록 18.02.13
주소 (우13919) 경기도 안양시 동안구 동안로 280
대표전화 031-343-8182
이메일 nechcenter@gmail.com

ISBN 979-11-963581-0-5